助産師のための
らくちん育児支援ブック

お母さんの気持ちをらくにするゆるゆるアドバイス

助産院北野ミッドワイフリー院長
北野寿美代

MC メディカ出版

はじめに

激動の昭和を経て、我が国伝統の家族ぐるみ、街ぐるみの子育ては過去のものとなりました。家族のあり方、子育てに対する考え方は多様化し、スタンダードと呼べる暮らし方や子育てのセオリーはなくなったと言えるでしょう。母親たちは、多様な価値観の中で何を選択すべきか迷い、戸惑い、その悩みもまた多様化しています。世代間の生活技術伝承が廃《すた》れたため、家事の負担感が大きく手作業に不慣れです。子どもと自分自身のニーズを的確につかみ、子どもと共に暮らすことを楽しむゆとりが持てるよう、無駄な気負いや思いこみを捨て、心理的・物理的負担を最小限にする、つまり「らくちん」になるような支援を必要とする方が増えているのです。

私が助産師になって二十数年、地域で開業してまもなく十年になろうとしています。教科書の教えに従って仕事を始め、現場の先輩助産師諸姉を見習いつつ、また日々関わるお母さん方にたくさんのことを教わってここまで働き続けてきました。病院勤務なら間違いなくベテランと呼ばれるでしょうが、開業助産師としてはまだまだ若手と呼んでいただけると思います。そんな私が、僭越《せんえつ》にも「現場の声を若手の助産師に」というリクエストにお応えしたのは、私自身、大学病院でのハードな勤務の中、それぞれの仕事に皆がいっぱいいっぱいで先輩に教えを請う機会もなく、また入れ替わりの激しい職場で三年目には上にほとんど人がいない状況となり、自分ののびしろがなくなったような不安を覚えた時期があったからです。若手の助産師さん方に、「今・現在」のお母さんたちが悩んでいる事柄や、地域で支える者がどんな思いでいるのかを知っていただき、よりよいケアについて考える機会にしていただければ幸いです。また、大雑把でオプチミスチックな北野のアドバイスに、眉をひそめる先輩方には、どうかご容赦いただけますようお願い致します。

最後に、執筆を通して、私自身も毎日の仕事を振り返り、迷い悩みつつ過ごす日々を客観的に見る機会になりました。このような機会をいただいた、メディカ出版の皆様に心より感謝いたします。

北野寿美代

もくじ

はじめに………i

第1章　子どもに関する悩みにどう答える？

1　夜泣き………2
夜中に何度も起きて泣きます。いつかぐっすり眠るようになるということはわかってはいるのですが、こんなに何度も起こされると、体力が持ちません。

2　体重が増えない………8
元気で母乳もよく飲んでいるのですが、一カ月前から体重がほとんど増えていません。成長曲線の中にいれば大丈夫ですか？

3　太りすぎ………13
うちの子は会う人会う人に、「まるまるしてるね」と言われます。たしかにちょっと太り気味ですし、肥満児にならないか心配です。メタボリックシンドロームも子どもの頃の肥満が原因と聞いたことがあります。

4　便　秘………18
四～五日、うんちをしていません。うまくいきめないようですし、浣腸はいやがります。

5　オムツかぶれ………22
下痢が続いて、オムツかぶれもひどいです。紙オムツなのですが、布オムツにしたほうがいいですか？　また、オムツはどれくらいの頻度で換えたらよいのですか？

6
赤ちゃんがかわいくない……26
毎日、この子の世話をすることに精一杯で、同じことの繰り返し。最近はかわいく思えなくなってきました。私ってダメな母親ですよね。

7
あやし方がわからない……32
何をしても泣きやみません。あやし方がよくわからないのです。

8
冷暖房の許容範囲・工夫……37
うちはマンションなので、冷房を入れないと空気がこもって、とても暑くなります。赤ちゃんに冷房はよくないと聞いたのですが、扇風機を使ったほうがよいのですか?

9
双子の育児……40
双子はとってもかわいいけれど、何もかもが二倍の労力。これがずっと続くと考えると、投げ出したくなることもあります。

10
アレルギー……46
アレルゲン検査でいろんな食品に陽性反応が出ました。何を食べさせたらよいか、どのくらいなら食べさせてもよいのか、困り果てています。完全除去食にしなければならないのですか?

11
発達の遅れ……52
同じ月齢の子を持つママ友達とよく集まるのですが、ほかの子に比べてうちの子だけ何もかも遅い気がして不安です。

12
トイレトレーニング……58
トイレトレーニングを始めました。でも言ってくれませんし、トイレに誘っても嫌がります。いったいいつまでかかるのですか?

13 旅行の開始時期・距離……64
法事で田舎の実家に帰らなければなりません。まだ子どもは半年ですし、長時間車に揺られることが心配です。

14 質問攻め……67
子どもの「なんで?」攻撃に困り果てています。適当に答えるといけないような気がしますが、納得するような答えならよいのですか?

第2章　母乳育児に関する悩みにどう答える?

1 分泌過多……74
出すぎておっぱいがキンキンに張ります。産後数カ月たつと、赤ちゃんが飲むぶんだけおっぱいが出ると聞いたのですが、もうしばらくこの状態が続くのはつらいです。

2 頻回授乳……80
赤ちゃんが欲しがる時に飲ませていたら、ほぼ一時間おきの授乳になっています。へとへとだし、家事もできません。

3 乳腺炎……85
乳腺炎で乳房が赤く炎症を起こしています。赤ちゃんに吸ってもらうと良くなると聞いてがんばっていますが、痛くてたまりません。何とかなりませんか?

4 外出先での授乳……90
母乳育児を楽しんでいますが、いつでもどこでも欲しがるので、外出先では困ります。よい方法はありませんか?

5 授乳法……93
母乳育児のうちの子は、哺乳瓶では飲まないので、人に預けることができません。いざという時にはどうしたらよいですか？

6 離乳食……96
離乳食を始めましたが、まったく食べてくれません。無理に食べさせようとすると、むせたり吐き出したりします。

7 職場復帰と母乳育児……102
もうすぐ職場復帰です。子どもが自然に卒乳するまで母乳育児を続けたいのですが、働きながら母乳育児はできますか？

8 卒　乳……106
うちの子はおっぱいが入眠剤。このままだと卒乳できるか心配です。いつまで飲ませていてもよいのですか？

第3章　母親自身と家族関係に関する悩みにどう答える？

1 産後のダイエット……112
産後一カ月、母乳育児は順調ですが、「赤ちゃんのため」と思ってついつい食べ過ぎてしまいます。産後太りも心配だし、お腹まわりのたるみも気になります。母乳育児とダイエットって両立できますか？

2 夫との関係……118
私ばかりが育児に躍起になって、夫は子どもが生まれる前とまったく変わらず趣味や付き合いに明け暮れています。これって不公平！

3　嫁姑関係……123
姑が子育てに何かと口出しをしてきます。ジェネレーションギャップを感じることばかりでわずらわしいし、もううんざり！
4　上の子との関係……128
下の子が生まれてから、上の子が赤ちゃん返りをしたみたいです。せっかく一人でトイレにも行けるようになっていたのに、最近は尿意を訴えなくなってオムツに逆戻りです。
5　母親への執着……133
子どもが父親になつきません。寝かしつけるのも、お風呂に入れるのも、私でなければ嫌がります。
6　仕事と育児の両立……138
職場復帰をしましたが、子どもが熱を出すたびに保育園から呼び出しが…。苦しんでいる子を見ると罪悪感も生まれますし、いっそのこと仕事を辞めたほうがよいのでしょうか？
7　第二子の出産時期……144
そろそろ次の子を考えているのですが、何歳くらいはなれているのが理想的なのですか？

第4章　「これってうちの子だけ？」意外と多い悩みにどう答える？

1　よだれかぶれがひどいです。……150

第1章

子どもに関する悩みにどう答える?

1 夜泣き

夜中に何度も起きて泣きます。いつかぐっすり眠るようになるということはわかってはいるのですが、こんなに何度も起こされると、体力が持ちません。

赤ちゃんは泣くものです。痛い時、不快な時、不安な時、そして眠い時。寝ぐずる赤ちゃんを目の前にすると「眠いなら眠ればいいのに」といつも思います。「明日」や「数時間後」という観念を持たない小さな頭にとっては、「眠りにつく」ことに、この世が終わるような怖さがあるのでしょうか。そして、たいていの大人にとって睡眠は何よりの安楽ですから、「眠れない」ほうが恐怖です。

狭義の「夜泣き」は生後数カ月から二歳前くらいまでに見られる、原因不明の持続的な号泣をいいます。しかし実際に母親から相談される場面では号泣というほどでなく、夜間に何度も目覚めて泣くが、ちょっと相手をするなり抱いていたりすればまた寝つくケースや、夜間の授乳がなくならないことを指している場合も多いものです。いずれにしろ、良質のまとまった睡眠が取れないことで親が被《こうむ》るストレスは大変なものですが、子どもには健康上の問題がほぼないため、育児相談でも聞き流されがちなトピックです。

●お母さんがらくになるひとこと

赤ちゃんは眠たいのに寝つけないもどかしさを泣いて表し、自分を癒しているのです。お母さんが泣かしているのではありません。泣かれるとつらいですが、赤ちゃんが上手に眠りにつける術《すべ》を自分で見つけられるまで、寄り添い見守ってあげましょう。

赤ちゃんが泣く理由を知ることが第一歩

大人がたかぶった感情の発露として泣くのと違い、赤ちゃんが泣く理由のほとんどは、空腹、暑さ、寒さ、疲労、不安、苛立《いらだ》ちなどのちょっとした不快を感じているという「表明・訴え」に過ぎません。世話してくれる大人とのコミュニケーションの手段であり、泣くことで自身の気を紛《まぎ》らわせ、癒しを得ている場合も多いでしょう。転んで泣き出した子どもに、「泣かないで」と言っても無駄なことです。「転んだねぇ、びっくりしたよねぇ、痛いねぇ」と言うと、一番早く泣きやみます。まずは泣きやませることより、子どもの訴えに耳を傾けることが大切なのです。

ところが、自分の赤ちゃんが泣くと、親、特に子どもに不慣れな親ほど何とか泣きやませようと躍起《やっき》になります。親の庇護《ひご》なくして生きていくことができない赤ちゃんにとって、「この泣き声をやめさせせねばならぬ」と思わせることは、生

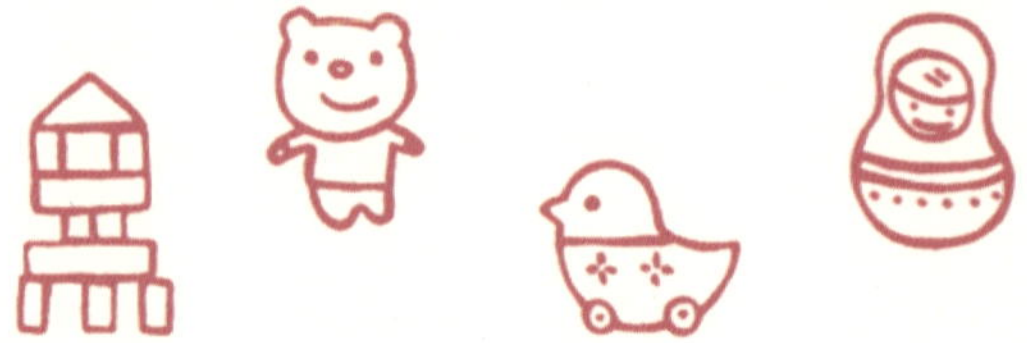

命維持に不可欠です。そのために子どもの泣き声は、その母親にとって最も耳障《みみざわ》りな周波数になっているといいます。だからこそ、抱いたりあやしたりあれこれ手を尽くしても泣きやまないと、母親自身が「泣きやませることができない」ことに打ちのめされてしまいます。高じて「わざと困らせようとしている」「私を嫌っている」など、泣きやまない子どもに否定的な感情を投影する母親が少なからずあっても責められません。

昼夜を問わず、子どもが泣くことについての相談は、何より親としての無力感・ままならないことへの苛立ちや焦りが中核です。つらい気持ちを受け止め、母親として子どもを大切に思い、きちんと養育していることを十分に評価します。話を聞くと、夫や両親などから「泣きやませろ」と母親一人に無理な圧力がかかっていることもあります。母親自身が自分を振り返ってよく頑張っていると再評価できたら、子どもが泣く意味を一歩引いて捉えなおす余裕が持てるようになるでしょう。

さまざまな夜泣きへの対処法

狭義の、いわゆる「夜泣き」には、意味づけも対策も諸説あって決定打はなく、思いつくままあれこれやっているうちに時が解決するのを待つしかなさそうです。

一般には、薄着にし、午後遅くの昼寝を避け、就寝数時間前から照明を落とす、日中に十分遊ばせるなどが推奨されますが、反対のアドバイスもよく聞かれます。また、泣き出したらしっかり起こして遊ばせる、刺激しないよう抱くだけにする、ドライブに連れ出すなど、これもいろいろ言われていますが、子どもがしてほしそうなことを思いつく限り試しても泣きやまないのなら、きっと子ども自身にも明確な意図や欲求はないのでしょう。単に寝ぼけて泣いているのだと割り切り、見守る姿勢でいてよいと考えています。

夜間に何度も目覚めて泣くが、あやすと寝入る場合や、生後数カ月を過ぎても夜間の授乳が頻繁な場合、それを母親が気にしていなければ問題にはなりません。しかし、元々まとまって眠ることに欲求が強い母親であったり、年単位で事態が変わらなければ、周囲のよく眠る子どもたちとの比較からもつらさがつのります。

ほとんどすべての子どもは、生理的に夜半から明け方に数回目覚めるとされ、泣くかどうかは目覚めた時に自分で寝入ることができるか否かにかかっています。子どもがうまく寝入るための条件

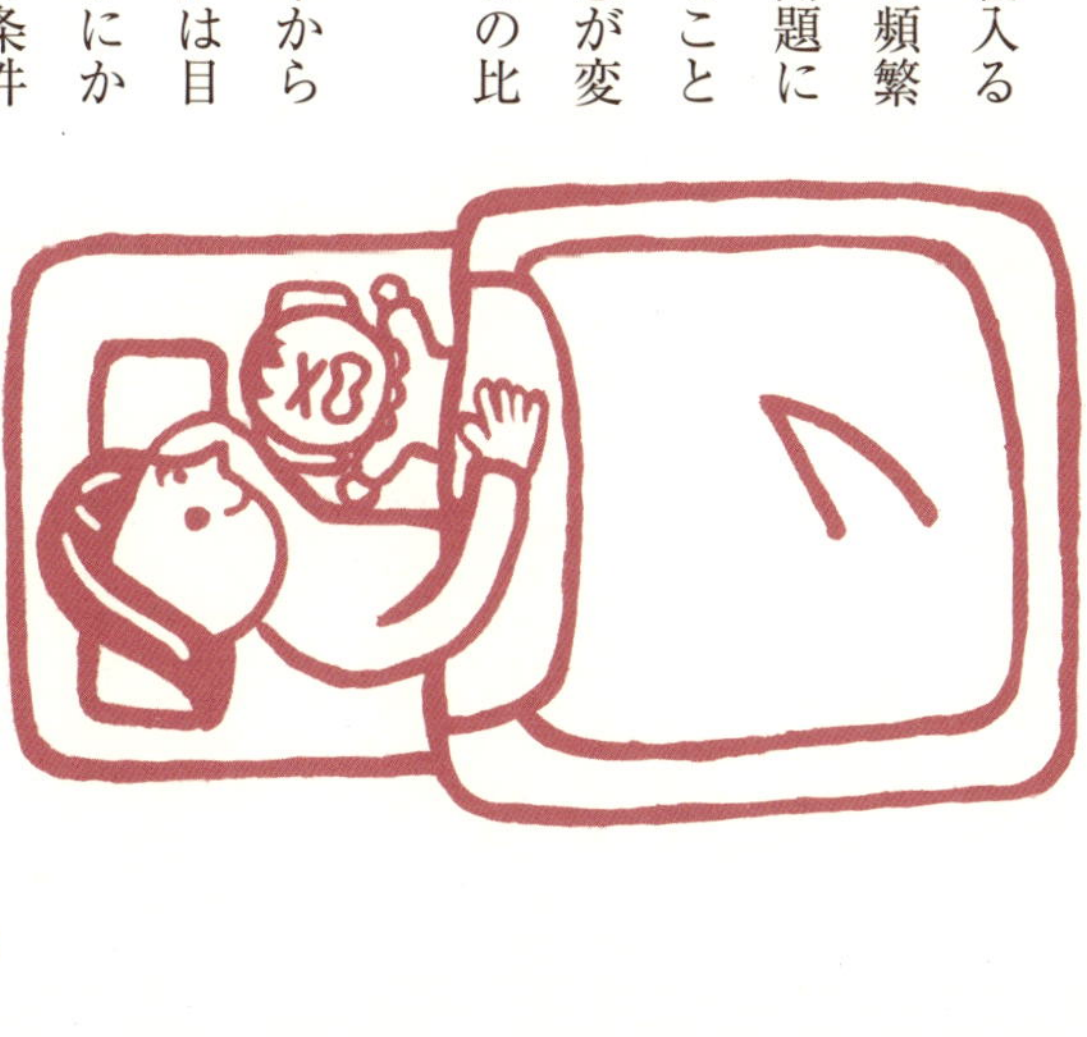

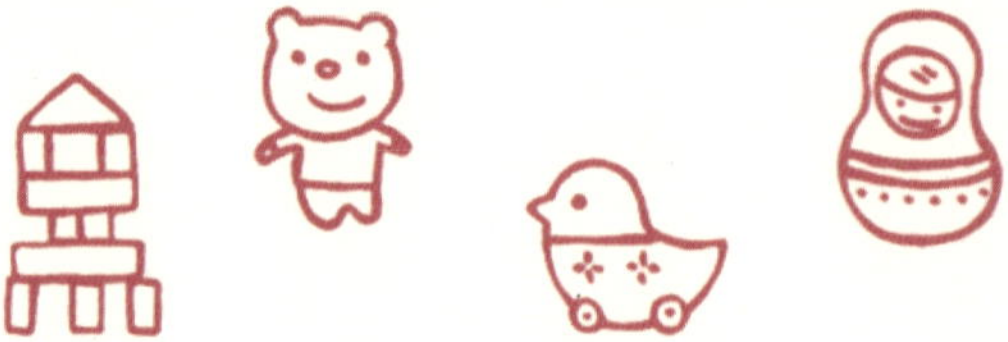

づけには何かをしゃぶる、揉《も》む、いじる、一定のリズムで揺すられたりタッピングされたりするなどがありますが、それらが子ども自身で再現可能な場合には、子どもは夜中に目覚めても泣く必要はなく、自分で再び寝つけます。

添い乳で寝ついた子どもが目覚めるたびにおっぱいをせがむのは当然のことで、断乳したとたんに泣かなくなった例はたくさんあります。卒乳という考え方が一般的になって、子どもが十分に食事を摂れるようになっても母乳育児を続けている方の中に、単に入眠儀式としてのみ授乳が残っている例をたくさん見るようになりました。母親が何の不満も感じていなければよいのですが、「いつになったらやむのでしょうか」と聞かれた場合には、子どもが日中まったく欲しがらず、転んだりして痛い思いをしてもお母さんによしよししてもらえば気が済むようなら、すでに卒乳が完了していると思いますよ、と答えています。その場合はおっぱいでない別の入眠儀式（柔らかいぬいぐるみや毛布、指しゃぶりなど）を与えてやればよく、根気よく寄り添って見守っていれば数日で泣かなくなるのが普通です。しかし、抱っこなど授乳よりさらに負荷の重いやり方で寝かしつけるのであれば負担は減りませんから、注意が必要です。

私は娘と一緒に寝ていた四年弱の間、夜間に数回彼女を抱き寄せてとんとんすることに疑問を持っていませんでしたが、離れて寝るようになって当の娘の寝起きが良くなったのを見て、「私もあなたが邪魔だったけれど、あなたも私が邪魔だったのね」と感じ入った経験があります。子どもが自分で寝つく力を持っていることに気づいていない親が、私のほかにもいるかもしれません。

◆参考文献

（1）赤すぐnet「おたすけノウハウ」
http://akasugu.net/knowhow/4/c-5.html［2008.9］
（2）たまごママネット「育児相談室―育児相談　生活リズム&睡眠」
http://www.tamagomama.net/contents/i-seikatu.html［2008.9］
（3）アネッテ・カスト・ツァーンほか『赤ちゃんがすやすやネンネする魔法の習慣』古川まり訳、京都、PHP出版、二〇〇三年
（4）トレイシー・ホッグ『赤ちゃん語がわかる魔法の育児書』岡田美里訳、東京、イースト・プレス、二〇〇一年

2

体重が増えない

元気で母乳もよく飲んでいるのですが、一カ月前から体重がほとんど増えていません。成長曲線の中にいれば大丈夫ですか?

市区町村から配布される母子健康手帳には、乳幼児期の身体発育曲線グラフを収めたページがあります。多くは九〇～九十五パーセンタイルの範囲が帯状の曲線で示されており、正常な発育の目安として重要ですが、見ようによっては、そこから外れることが即異常ととられかねません。実際、母親ばかりではなく、医療者であっても、曲線のカーブと実際の測定値の推移とにずれがあると、大きくなりすぎている、育っていないなどといって、人工乳を多く足したり授乳時間をあけるよう指導したりすることがあるようです。しかし、この曲線がきれいに右肩上がりに描かれるのは多くの赤ちゃんの平均値だからであることを忘れてはなりません。赤ちゃん一人ひとりの実測値をプロットすると、必ずしも曲線どおりではなく、時期によって急に大きくなったり停滞したりを繰り返して育っていきます。乳児期に九十五パーセンタイルにとどかなかった子どもが長じて平均値を超えて大きくなることがありますし、その逆もよく見られます。

●お母さんがらくになるひとこと

赤ちゃんの育ちにはその子なりのプログラムがあります。体重が増える時期、身長が伸びる時期、動きが活発になる時期、いろいろです。元気で機嫌よく育っているなら、育ち方は赤ちゃんに任せましょう。

体重の推移と母乳不足は別問題

ある男の子は、乳児期早期からなかなか九十五パーセンタイルにとどかず、そのまま小さめの幼児に育ちました。母乳で育っていたために、母親は母乳不足のレッテルを貼られがちで、医師の勧めで一時混合栄養にしたこともあります。しかし、人工乳を足すと授乳回数が減ってかえって育たないため、母乳に戻して落ち着いたといいます。身軽なためか、ハイハイもひとり歩きも早くから始め、非常に活発で健康でしたが、アトピー性皮膚炎でかかっていた小児科医などから小さすぎるといつも言われ、母親は非常にストレスを感じていたそうです。ある時には小児科医に「育たないから歩かせるな」と言われたそうで、その話を聞いた時には最初ちょっと信じられなかったくらいです。食欲も旺盛なのですが、そのわりに体重としては表れず、幼稚園に通う今も小振りながら元気です。ちなみに両親とも小柄で華奢《きゃしゃ》な体型です。その子の妹が生まれた時、生後数カ月は母乳を

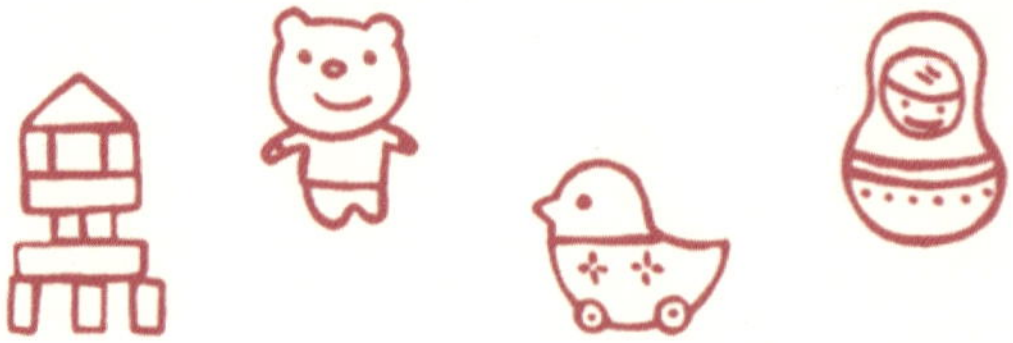

よく飲んで平均以上の体重増加を見せました。母親は「初めて肉づきのよい赤ちゃんを抱けて嬉しい」と言い、「健診が楽しみで」と嬉々とする姿に、以前の子育ての苦労が偲《しの》ばれました。私は当初から、きょうだいで似たような体質ならば一歳半頃には小振りに落ち着くかもと言っていたのでしたが、やはり生後半年頃からぐっとスリムになってきて、走り回るようになった今は往時のお兄ちゃんを彷彿《ほうふつ》とさせます。きょうだいは似たような経過をたどることが多いので、やはり持って生まれた育ちのプログラムに従っているのだと思われてなりません。さすがに母親は慣れて動じませんし、何より母乳不足と一度も言われなかったので落ち込むことがないのだと話します。似たようなケースは多く、体重の推移だけで安易に母乳不足を疑うことは厳に慎むべきと、改めて思います。

月齢で変わる哺乳パターン

体重が増えないという母親からの相談が多い月齢は半年以降です。生後二カ月までの赤ちゃんは満腹・空腹を感知する食欲中枢がほとんど働いていないと言われ、吐くほど飲んでもまだ欲しがります。生後三カ月になると食欲中枢が働きはじめ、体の求めに従って必要量を飲むようになります。この時、それまでにたくさん飲んでいた赤ちゃんほど、急に哺乳量が落ちるようです。特に母乳の場合は児の哺乳量が減ってから母親の母乳分泌が収まるまで時間差がありますから、その間は母乳が余ってしまいます。また、哺乳量の減少が即授乳時間や回数の減少につながる場合はわかりやすいのですが、多くの赤ちゃんは空腹でない場合でも吸い付いて、しっかり飲む代わりに乳首をクチャクチャともて遊ぶ、いわゆる遊び飲みをします。浅く吸い付いたりチュパチュパ離したりする遊び飲みでは射乳反射があっても乳房の中の母乳は飲み取られず、残ってしまいます。このように母乳が余ったり残ったりすると、しこりになったり乳腺炎を起こしたりと乳房トラブルに発展するケースも少なくありません。この頃に乳房トラブルで来院されると「この先はしばらく体重が増えなくなると思いますよ」と言って帰すのですが、この頃に特段トラブルなく過ぎた場合には、半年ほどになって見た目にスリムになり、三～四カ月健診からの体重増加がそれまでより格段に少ないということに気づくことで問題として認識されるのです。

受診を勧めるのはどんな時？

生後半年を過ぎた赤ちゃんには固形食を与えることができますから、体重増加を図るとすれば授乳量を増やすより補完食の開始によるべきでしょう。実際に授乳量が不足してい

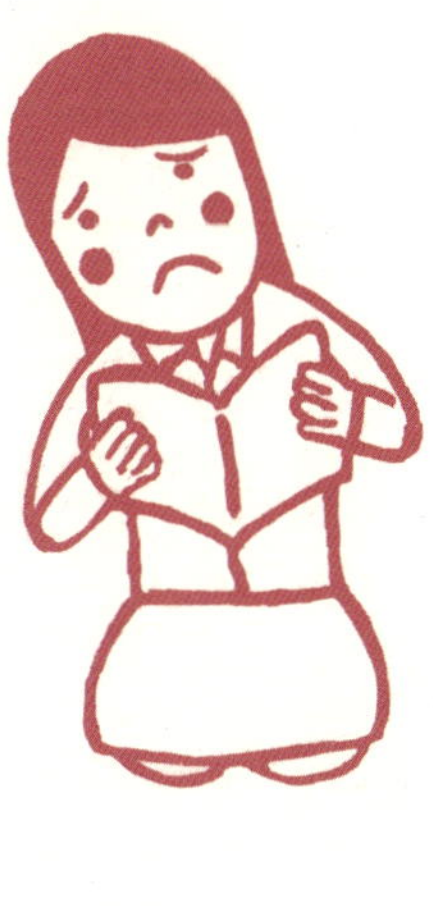

た場合には、固形食をよく食べて体重増加につながることがあります。逆に固形食開始が体重増加に寄与しない場合には、子ども自身のカロリーコントロールによって制限されていると考えられます。また、授乳量・固形食の分量を合わせた総カロリーは十分に摂れているにもかかわらず体重増加が少ない場合には、胃腸・肝臓・内分泌系などに何らかの基礎疾患があってのことかもしれませんから、排泄、嘔吐の有無、肌の色、体温などの一般状態を注意深く観察し、異常があれば受診を勧める必要があるかもしれません。

こんなサインは要注意！

体重が数カ月以上まったく増えていないか減っている場合や、体や衣類の清潔が保たれておらず、ひどいオムツかぶれなどがあるような場合には、ネグレクトの可能性を考慮しましょう。

3 太りすぎ

うちの子は会う人会う人に、「まるまるしてるね」と言われます。たしかにちょっと太り気味ですし、肥満児にならないか心配です。メタボリックシンドロームも子どもの頃の肥満が原因と聞いたことがあります。

私が子どもの頃（昭和四〇年代）にはまだ「健康優良児表彰」なるものがあって、それに選ばれる最初の条件は、「大きい」ことでした。子どもの育ちに対して「大きいことは良いことだ」という価値観は、その頃子育てをした方々には今も根強く残っており、丸々と太った赤ちゃんはお祖母ちゃんにとっては安心でき、何よりの自慢の種です。しかし、昨今のスリムな、スリムでいるために多大な努力を払ってきた母親世代は、子どもがこのまま太り続けたらと思うと、なかなか安穏《あんのん》とはしていられないようです。

また現在、小児科や学校保健分野の最も大きなトピックは、小児肥満とそれに関連する小児生活習慣病、メタボリックシンドロームであると言えるでしょう。各種メディアに関連記事も多いため、母親の中には赤ちゃんのうちから心配して、ダイエットさせるべきか真剣に悩む方も出てきています。

●お母さんがらくになるひとこと

赤ちゃんに「太りすぎ」はありません。早くから体重をつけた子は、何カ月かたつと蓄えた脂肪を使って育つようになります。お母さんが追いつけないほど走り回る頃には、きっとご両親に見合った体格になっていることでしょう。

成長に伴って変化する赤ちゃんの体型

現在、小児肥満は確かに社会問題化していますが、問題になっているのは主に学童期以降の肥満です。乳児期の体型・体格はその後のそれを占わないと言われており、赤ちゃんには「太っている」子はいても、「太りすぎ」はありません。赤ちゃん時代にどんなに太っていても、寝返り、ハイハイ、つかまり立ち、ひとり歩きと、発達の段階を踏むごとにスリムになっていくものです。

例えば、三～四カ月健診に集まる子たちは、体重四キロ台から八キロ台、それ以上の子まで、大変バラエティ豊かです。その、倍もの体重差がある子たちが、一度帰って次の一歳六カ月健診に再び集まると、そこそこ「団栗《どんぐり》の背くらべ」になっています。はじめ小さかった子たちは頑張って挽回しますし、大きかった子たちは反省してスリム化します。ほかの子たちより頭ひとつ大きいような子はたいてい、連れているお母さんが一七〇センチを超えるような長身だったり、お父さんが外国の方だったりと、なるべくして大きくなったと思われる子どもたちです。

生後三カ月くらいまでは、食欲中枢がほとんど働いていないと言われています。新生児は吐きながらでも欲しがるものですし、一カ月健診時に一日当たりの体重増加が五〇グラムを超える子もさほど珍しくありません。近年、母乳育児支援が浸透してきたためか、人工乳を補足して標準以上に大きくなっていると「減らすように」と指導されるのに対し、母乳だと「よく飲めているのねぇ」と何も言われないため、母乳のみで育つ子どもに、とても大きな子が多くなっています。

新生児期には、母乳相談に来られる方々の訴えの大部分が母乳不足感ですが、生後三カ月を過ぎた頃から、「飲んでくれない」という訴えがたくさん聞かれるようになります。赤ちゃんの食欲中枢が働き始め、赤ちゃん自身がカロリーコントロールを始めると、今までそうとは知らずにたくさん飲んでいた子が必要十分な量にまで落とすため、母親にしてみれば「この張った乳房をどうしてくれる」という状況になるのです。それにつれて体重増加にも急激にブレーキがかかり、四〜五カ月以降には「体重が増えない」という訴えになります。それまで測るたびに増えるのを見慣れていたものが、測っても、測っても、増えなくなれば不安にもなろうというものですが、「お母さん、この子もやっと今まで飲みすぎていたことに気がついて、反省したみたいですね」などと言うと、発育の主導権が子ども側にあることを納得していただけるようです。

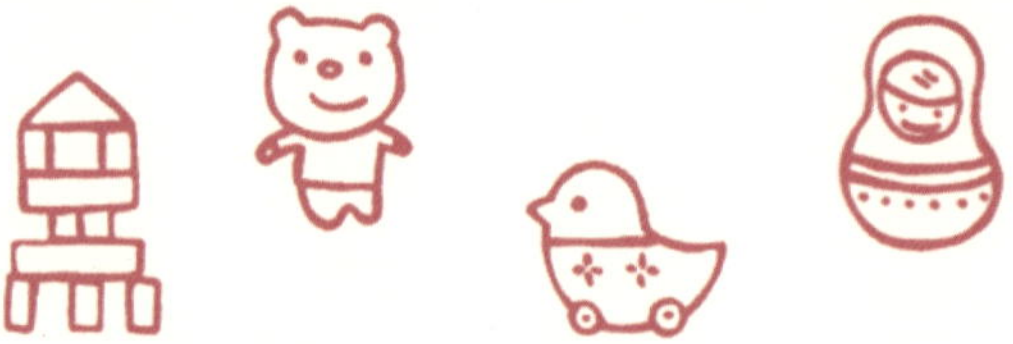

中には、小児科医などから体重増加不良のため人工乳の補足を指示されたとして相談に来られる方があり、当惑することがあります。個人的に小児科医にそういった赤ちゃんについて見解を求めると、「もとが大きいから大丈夫だとは思うし、そういう子はたくさんいるが、数字が伸びない事実は事実なので、それに即した指導をするとそうなる」という答えが数名の医師から聞かれました。子どもの体重は一律に増え続けるべし、というのが小児科医の常識のようです。そのような場合は、母乳育児推進の立場をとる小児科医にセカンドオピニオンを求めると、「経過を見ましょう」と言ってくれるので、紹介するようにしています。

健康な子育ての基本は早寝早起きと規則的な食生活

「赤ちゃん」を卒業して「幼児」と呼ばれるようになると、そろそろ本当に太りすぎが気になりはじめます。食事の内容、飲みものの質や量、運動量など、生活の仕方は家庭によってさまざまです。「富山スタディ」と呼ばれる大規模な追跡型調査研究では、三歳の時点で肥満傾向の子どもは小児肥満へ移行しやすく、両親が肥満である、魚と大豆と野菜類の摂取が少ない、就寝時間が遅い、睡眠時間が短い、朝食の欠食、ファーストフードの利用、卵とインスタント食品をよく食べる、不規則な間食などが小児肥満への移行に関連することがわかりました。この調査では、運動量が把握できなかったと反省されていますが、遅くまで起きていて睡眠不足、朝食も取らず、手軽に食べられるものばかりを不規則に食べているような怠惰な暮らしぶりでは、活発な外遊びは難しかろうと推測されます。

　私の身近を見ても、太っている子は外遊びの頻度が少なく、歩きたがらない、宵《よい》っ張《ぱ》りでいつも眠たげな子どもが多いと感じます。二歳半を過ぎてもベビーカーに乗っていたり、私の住む名古屋市では自家用車の普及率が高いため、近所の公園へも車で行ったりと、ほとんど歩く機会のない子どももいます。太っている子がそうでない子どもよりたくさん食べる印象はありませんが、甘い飲みものや牛乳・アイスクリームなどを、カロリーが高いものにもかかわらず、食事時間を勘案せずに与える習慣が目立ちます。

　肥満予防だけではなく、早寝早起きと規則的な食習慣を確立し、十分に外遊びを保障することが、健康的な子育ての基本と言えるでしょう。

◆参考文献

（1）ここカラダ「病気事典―小児肥満」
http://www.cocokarada.jp/disease/detail/K4040007/index.html [2008.9]
（2）関根道和ほか「三歳時の生活習慣と小児肥満―富山スタディ六年間の追跡による縦断評価」一九九九年
http://www.niph.go.jp/wadai/mhlw/1999/h1123021.pdf [2008.9]
（3）張尚美「発育パターンと母乳育児との関係」助産雑誌、六〇巻六号、二〇〇六年、四八六～九〇頁
（4）大山牧子「母乳育児とメタボリック・シンドローム」『第二十四回母乳育児学習会資料集』札幌、日本ラクテーション・コンサルタント協会、二〇〇七年、十五～二十五頁
（5）ラ・レーチェ・リーグ・インターナショナル編「うれしいほど、太っている赤ちゃん」『改訂版　だれでもできる母乳育児』大阪、メディカ出版、二〇〇〇年、一五六頁

4 便秘

四〜五日、うんちをしていません。うまくいきめないようですし、浣腸はいやがります。

「便秘」と一言で言っても、赤ちゃんの場合にはいろいろな状態があります。大人の場合、数日便が出ないとかなり苦しいのが普通です。しかし、赤ちゃん、特に母乳で育つ赤ちゃんの場合には、五日おき、一週間おきにしか便をしない、それでも機嫌、哺乳、排便時の様子とも特に異常がなく、消化器系の問題もないという子が、実際結構な割合で存在します。私の身近な小児科医の意見では、「溜め癖が付かないよう、できれば三日ごとぐらいには出してほしい」ということですが、そのつもりで薬を飲ませたり浣腸したりして手を尽くしても、あまり効き目がなく、結局すっきり出るのは一週間おき、という子が現実にいるのです。

●お母さんがらくになるひとこと

赤ちゃんには、数日うんちをしなくても平気、という子がいるものです。自力で出せていて、便が軟らかく、食欲があって、機嫌がよければ、数日ごとのサイクルがこの子のペースなのかもしれませんよ。

月齢で異なる赤ちゃんの排便

①生後二カ月以前

生後二カ月以前の赤ちゃんは、便が直腸に溜まることで反射により排便しています。また、哺乳やおしゃぶりなどで口が動くと連動して腸管が動き、便の貯留がさほどなくても便が出る、いわゆる「ちびりうん」も加えると、一日二〇回近く便をすることも珍しくありません。逆に、反射でうまくいきめないと、二〜三日出ないこともあります。この場合、赤ちゃんの腸管には乳酸菌が多いため、便は緑色に発酵して臭いがきつくなり、腹部の膨満が見られたり臭いおならを連発したりします。赤ちゃん自身にも哺乳量が減ったりウンウンいきむような様子が見られたりすることが多いので、定期的に排便を手伝ってやるほうが親切です。綿棒浣腸といって、潤滑剤をつけた綿棒を肛門に入れて刺激することでいきみを誘うと多くは排便します。大腸の走行に沿った腹部のマッサージも多くの場合で

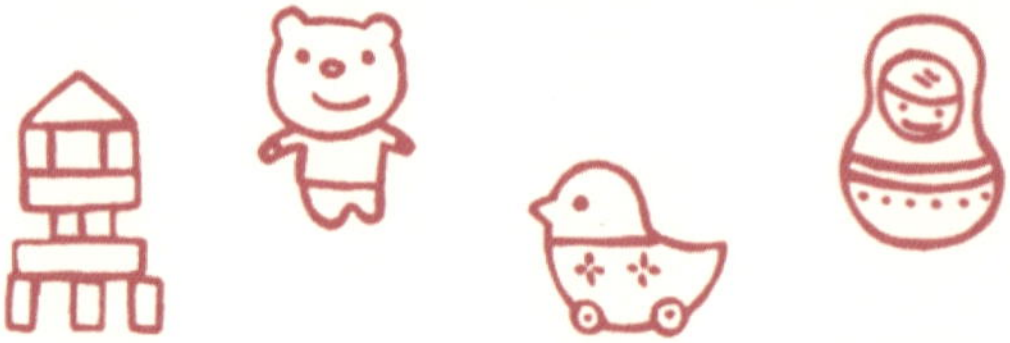

有効です。

②一カ月半～二カ月以降

一カ月半～二カ月以降になると、赤ちゃんが意図的にいきんでいる様子が見て取れるようになります。この頃にはいきむのが上手になって、それまで綿棒浣腸に頼っていた子たちが自力で排便できるようになります。また、いつでもちびちび便をするのではなく、ある程度溜まったらいきんで出す、大人に近い排便スタイルになるため、便の回数は目立って減ってきます。中には冒頭の例のように、一週間おきまで間隔があく子がいるのですが、小児科へ相談して健康状態に異常がなければ、早朝や風呂上がりの腹部マッサージを試すくらいでいいのではないでしょうか。

③三カ月以降

三カ月を過ぎると、赤ちゃん自身が哺乳量の調整をしはじめるので、母乳の分泌が良く、それ以前の体重増加が著しい赤ちゃんでは、急に便の回数・量が減ることがあります。これはそれ以前が必要以上に飲んでいて未消化の便が多かったと考えればよく、母乳不足を疑う必要はありません。

④離乳食開始以降

六カ月になり、補完食（離乳食）が始まると、便は大人なみの色・臭いになります。性状が急に変わるので、逆に量や回数が減ることに気づかれにくいのですが、ここからが本物の便秘が起こりやすい時期です。摂取カロリーが乳汁から固形食に変わるのですから、摂取する水分量は確実に減ります。また、母乳の場合は乳糖が糖衣錠のように便をくるんで出しやすくしてくれていましたが、母乳の割合が少なくなるとその恩恵に浴せなくなってきます。そのため、補完食が進む八～九カ月頃に、便秘のようだという相談がよく聞かれるようになるのです。

どのような便秘対策が有効？

赤ちゃんといっても、すでに補完食を摂っている子の場合は、大人と同じような便秘対策を講じます。補完食の後には水やお茶など水分の摂取を勧め、糖分や発酵食品を摂らせて腸内の乳酸菌の量を十分に保ちます。腸管の動きを活発にするためには、繊維質の食品を与えることと、定期的な赤ちゃん体操や腹部のマッサージも効果的です。このような対策で効果がない場合や、排便前になると明らかに機嫌が悪いような場合には、消化器系の疾患の可能性も考慮して小児科に相談する必要があるでしょう。また、浣腸はまず医師の指示を得てから行うのが望ましいと考えます。

5 オムツかぶれ

下痢が続いて、オムツかぶれもひどいです。紙オムツなのですが、布オムツにしたほうがいいですか？ また、オムツはどれくらいの頻度で換えたらよいのですか？

オムツかぶれの原因には、大きく三つあります。一つ目は、便や尿そのものに刺激性がある場合です。細菌やウイルスを多量に含む下痢便がその代表です。単に便がゆるいだけでなく、刺激性のある臭気がする、粘液や血液が混じる、児が腹痛を訴えたり機嫌がひどく悪かったり、食事・哺乳量の減少が見られる場合は、下痢と考えて治療が必要ですから、小児科の受診を勧めます。二つ目はカンジダによる皮膚炎です。母親に腟カンジダや乳頭カンジダがあり、肛門周囲に限定せず、オムツが当たる部分が広く炎症を起こしている場合はこの可能性が高いので、小児科または皮膚科専門医の受診を勧めます。三つ目は、相談の数としてはこれが一番多いのですが、普通の便や尿による、いわゆる接触皮膚炎です。排泄物が皮膚に付いたり、オムツの中が蒸れたりした状態が長く続くことで湿疹となった場合で、便の回数が多い新生児期にはかなりの頻度で起こりますが、この場合は日常のスキンケアでほとんど対処できます。

●お母さんがらくになるひとこと

オムツかぶれはオムツそのものではなくて、うんちが肌に残っているとひどくなります。まずはオムツ換えを工夫してみましょう。オムツの素材はお母さんが扱いやすいものでよいのですよ。

オムツ交換の手順

接触皮膚炎の場合、まずはオムツ換えの頻度を上げ、便を完全に取り去ることです。新生児のように便の回数が多く一回の便の量が少ない場合は、いちいちオムツを取り換えると手間がかかり経済的にも負担が大きいので、手のひら大にカットしたオムツやメリヤスの端切《はぎ》れなどを肛門を覆うように当て、小まめに取り換えるよう提案しています。また、特に肌が赤くなっていると便をこすり取るのに手加減が生じやすく、結局は便を取り去りきらずにオムツ換えを終えてしまいがちです。先がノズル状になったプラスチックボトルに温湯を入れ、温水洗浄式トイレのように便を洗い落とすのが簡便で効果的です。お尻拭きに濡らした脱脂綿を使うと、拭いた部分の皮脂が取れて乾燥しやすく、後に細かい繊維が残りやすいので、オムツかぶれがある間はメリヤスの端切れを勧めています。父親などの古い肌着やTシャツを、一〇センチ角ほどにカットすると重宝します。新生児

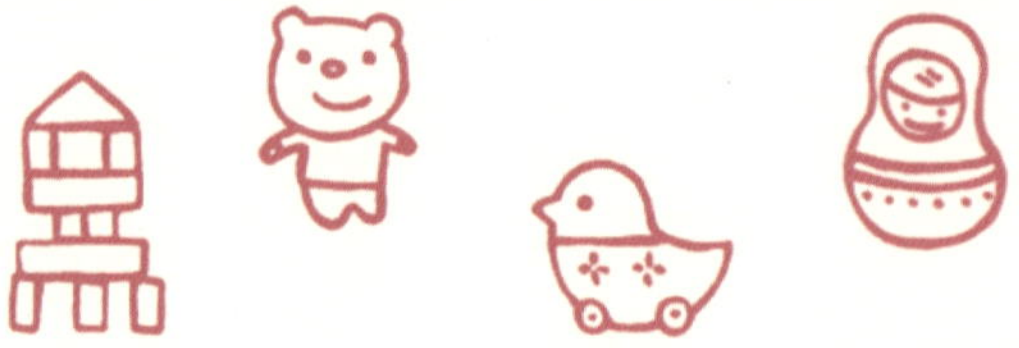

の場合は、便を拭き取る肛門への刺激でまたいきみ、オムツを当てた直後に便が出ることがよくあります。拭いたらそのまま数秒待ち、肛門が膨らんでこないか確かめるようアドバイスすると、使うオムツが半減します。便を完全に取り去ったら、次に出る便が皮膚に直接付かないよう、肌にバリアを張ります。白色ワセリンやオイル、クリームの類《たぐい》をひと塗りしてオムツを当てます。ワセリンやラノリンなど粘度の高いものならば数回おきに、馬油やクリームなど粘度の低いものはオムツ換えごとに塗る必要があります。ただし、相談時点ですでにひどい炎症を起こしている場合には、元来刺激性のないものでも炎症を増悪させる可能性がありますから、小児科・皮膚科の受診を勧める必要があるかもしれません。

オムツ選びのアドバイスポイント

一昔前に比べて紙オムツ全般の通気性が良くなった昨今では、布と紙とで明らかな優位性は見当たらず、紙ではかぶれたが布にしたら治ったという子もあれば、布でかぶれて紙で治る子もいます。どちらが良いということはなく、要は使い方なのでしょう。紙オムツに関しては、以前に比べて製品間の品質差が小さくなってきた印象がありますが、一般に値段の差が通気性の差と言えるので、オムツかぶれがある間は少し値の張るものにすると良くなることがあります。布オムツの場合は、洗剤分が残らないようによくすすぐことと、よく乾かして使うことが重要です。冬場や梅雨時には干し上がりに衣類乾燥機を使用するか、アイロンを当てるとよいでしょう。便が布オムツに浸透しないように不織布のライナーを使うと、使わない時よりかぶれやすいように感じます。理由は定かでないのですが、これを使わないようにアドバイスするだけで、かぶれなくなることがあります。

オムツかぶれは、一見母親の手抜きの産物のように見えるため、かなり厳しい表現で母親を指導する医療者がいますが、母親自身もあれこれ工夫を試みての相談であることが多いので、現在までどのように対処したのか、その結果はどのようであったかを詰問調《きつもんちょう》でなく聞き取り、これから母親ができる現実的な対処法を一緒に考えていく姿勢が大切です。

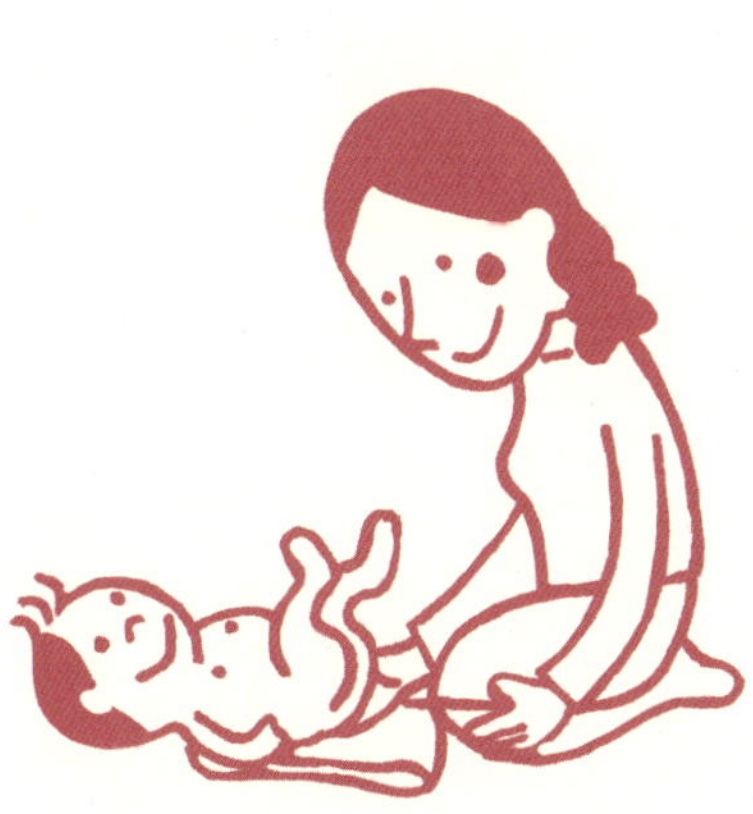

6 赤ちゃんがかわいくない

毎日、この子の世話をすることに精一杯で、同じことの繰り返し。最近はかわいく思えなくなってきました。私ってダメな母親ですよね。

母乳相談のさなか、にっこり笑う赤ちゃんを見て私が「このひと、えくぼがかわいいわね」と言ったら、「面倒見るのが大変で、かわいいかどうかわかりません」と答えた母親がいました。ほかのある母親は、女の子が欲しいと言いながら妊娠中に男の子だとわかると数日泣き続け、お産の後も「男の子なんてかわいがれない」と言い暮らしました。

この二人の母親は子どもを虐待したでしょうか？　子どもを愛せない母親でしょうか？　いいえ、二人とも、とても献身的で愛情豊かなお母さんです。たくさんの母親と接していると、たまに「赤ちゃんをかわいいと思えない」というフレーズを聞くことがあります。それは、たいてい言葉どおりではなく、それだけ母親が一生懸命だということです。子どもや子育てする自分の姿に理想を持ち、現実とのギャップに苦しみながら、すべきことをしゃかりきにこなしている、そんな母親からの「張り詰めた糸をゆるめたい」というＳＯＳではないでしょうか。

●お母さんがらくになるひとこと

一生懸命お花を育てる農家の人は、毎日花の美しさにため息ついたりはしません。せっかく授かった我が子だから、大切に、責任を持って育てている、そうするとある日、子どものちょっとした仕草や言葉に、ほほえむ自分がいるのに気づくことでしょう。

母親が縛られている「母性観」と現実

実の親から虐待された赤ちゃんの悲報が後を絶ちません。その際、ワイドショーのコメンテーターは誰もが、「信じられない」「子どもをかわいいと思わないのか」などと判で押したように断罪し、まるでその親は人の心がない宇宙人か何かのような言われようです。

大日向は、「日本社会の隅々で、『母親にとって子育ては最高の喜びのはず』『お腹を痛めた我が子は無条件にかわいいはず』とする母性観が蔓延している」と述べています。大日向が母性の研究を始めた一九七〇年代から三〇年余りを経ても、それはあまり変化したとは思えません。

しかし、同じ話題が、例えば育児サークルなどに集う子育て真っ最中の母親たちの中では、もちろん「子どもがかわいそうだ」で始まるにしろ、次には「止めてくれる人はいなかったのか」「何がきっかけでそうなったのか」「どんな子ども

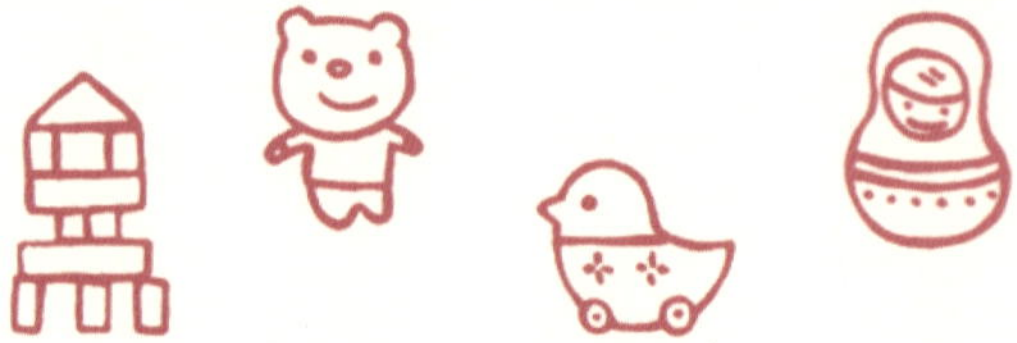

だったのか」などのやりとりになります。そこには、「他人ごとではない」「一歩間違えば、いつか自分が同じことをする可能性がなくはない」という危機感が垣間見え、自分の子どもであっても扱いを持て余すことも、かわいく思えないこともある、という共通認識が見られます。

育児サークルに集うほどの社交性と行動力に恵まれた方々は、その交流の中で、誰も軽々と子育てをしているわけではなく、皆に共通の悩みがあり、その誰もに乗り越えてゆける力があることを知ることができます。しかし、初産でまだ産後間がない頃は、そのような機会に恵まれないのが普通です。

つい先日まで外出も趣味も好きにできていた人が、出産したからといって、ものも言わずただ泣くばかりの赤ん坊に翻弄《ほんろう》され、授乳、オムツ、授乳、オムツのエンドレスな単純作業を繰り返し、昼夜が逆転して今日が何曜日なのかさえすぐにはわからないような生活に、急に適応するのは難しいことです。そういった暮らしにストレスを感じることと、子どもを愛しているかどうかは本来関係がありません。しかし、子どもを生んだ母親は、どんな暮らしであろうと子どもがかわいいなら楽しく暮らせるはずだと思われがちです。

子どもが生まれてもそれ以前とまったく変わらぬ生活をする父親が、母親の暮らしを指して「大変そうだけど楽しげにやっています」などと言うのを聞くと、何と無頓着な、とあきれますが、実は母親自身もまた「大変でも楽しく」暮らさねばならぬと思い込んでいるものです。そして、「我が子との暮らしを純粋に楽しめない私は子どもを愛しきれていない、悪い母親だ」と、人知れず悩みます。

「求められる」私へ変換する「赤ちゃん通訳」

氏家は、「養育・世話行動スキルが未熟なうちは、――中略――しばしば母親たちはうまくできない自分に焦りや苛立《いらだ》ちを感じる。しまいには、子どもに対して腹を立ててしまうこともある。子どもに腹を立ててしまう自分を自覚する時、母親は自分に腹を立てることになる」「多くの母親は決して自分勝手なのではないし、子どもをないがしろにしているわけではない。むしろ、良い母親になろうとしてあがいているのだし、良い母親であろうとして、結果的にかえって良くないことになってしまっているのである。私の意見では、母親の心構えを議論したり責任の大きさを強調したりすることは、母親の心理的負担を大きくするだけの効果しか持たない」と述べています。

「赤ちゃんがかわいくない」という、一見センセーショナルな告白は、援助する側に動

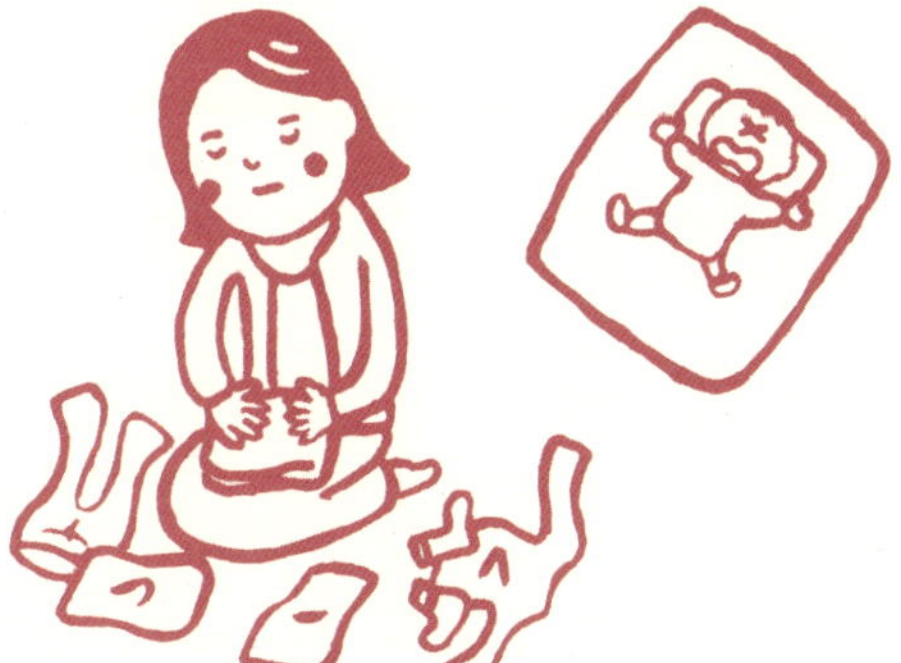

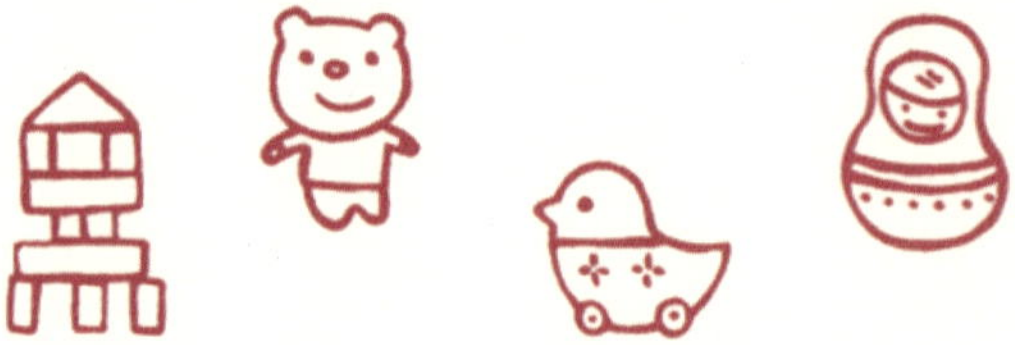

揺を呼び、すわ虐待予備軍かと色眼鏡で見てしまいそうです。先日ある母親が、「電話相談で『子どもをかわいいと思えなくて』と言ったら、とたんにすごく一生懸命話を聞いてくれた」と言っていました。彼女は育児疲れを癒す気晴らしの方法としてそういった電話相談などを利用し、上手にガス抜きができる賢い母親です。「相談員の人をあんまり脅かさないでね」と言っておきましたが、相談を受け慣れた方にもインパクトのあるフレーズなのだと感じました。

　新生児はよく、母親が抱くと泣き、祖母が抱くと泣き止みます。すると母親は「私の抱き方が悪いのか、この子は私が嫌いなのか」と悩みます。「赤ちゃんはとても鼻が利くから、お母さんに抱かれるとふわっとおっぱいの匂いがするので、『あっ、いただける！』と期待いっぱいになるの。だから抱かれていておっぱいがもらえないと焦《じ》れて、泣いて催促するのね」というような、些細《ささい》な「赤ちゃん通訳」が、母親の自覚を「駄目な私、嫌われる私」から「求められる私」に変換します。ある母親が言いました。「こんなに熱心に言い寄られるのって、夫のプロポーズ以来です」。愛情は相乗効果で高まっていくものですから、子どもが生来母親に抱く絶対的な思慕を保証し、気持ちの噛み合わせを図ることが、支援につながると考えています。

◆参考文献

（1）大日向雅美「子育ては母親の至福の喜びか？」『子育てと出会うとき』東京、日本放送出版協会、一九九九年、八十四～一一四頁
（2）氏家達夫「親になるプロセスと親であることへの習熟化」助産婦雑誌、五十五巻九号、二〇〇一年、七六三～七頁

7 あやし方がわからない

何をしても泣きやみません。あやし方がよくわからないのです。

赤ちゃんは泣くのが商売、と言いますが、母親にとって、特に初めての子どもの泣き声は聞くに堪えないものです。赤ちゃんの泣き声は、その子を産んだ母親に「この声をやめさせねばならぬ」と感じさせる固有の周波数を持つと言われています。それは自分では何もできない赤ちゃんが十分に世話をしてもらえ、生存していくために必要不可欠なことなのでしょう。しかし、時にはその泣き声が母親を追い詰め、虐待や子殺しに至るケースがあるのは周知のとおりです。

泣きやませることができないという訴えは、母親にとっては屈辱的な相談事でもあります。自分が産んだ子ども一人自由にできない、母親失格、子どもに嫌われているなど、母親たちはさまざまに思い悩んでいるのです。まずは、その思いを存分に吐き出せるよう、受容的に傾聴します。時には子どもを産んだことへの後悔、育てていけない、手放したいという気持ちが表現されることがありますが、批判的に受け止めず、切羽詰っている現状をくみ取ることが大切です。

●お母さんがらくになるひとこと

赤ちゃんにも自分がどうして泣いているのかわからない時があります。空腹やオムツなど、思い当たる理由がなければ、泣きたい時もある、そう観念して寄り添ってあげましょう。安心して泣けるのも、お母さんあってのことなのです。

子どもはかわいいはず？　子育ては楽しいはず？

私は、このような母親に対して、「そうね。私も自分の子どもに常々、あなたが今こうしているのは私が窓から投げなかったからよ、って言うのよ」と話します。赤ちゃんは機械ではありませんから、マニュアルどおりに扱えば調子よくいくわけではなく、時にはわけのわからない泣き方をするものですし、母親だって人間ですから、いつも機嫌よく対応できるわけではありません。しかし、母親には、自分の子どもであれば無条件にかわいいはず、子どもの世話は楽しいはずという周囲の、また母親自身の思い込みがプレッシャーとなって大変さを素直に表せません。わけもわからず延々と泣かれた時には、子どもをいっそ窓から投げたくなる一瞬が、子育てをした母親には皆あるのです。「助産師さんでもそうなんですか」という母親の目には、一様に安堵の色があります。

赤ちゃん、特に新生児というのは、言葉がわからないぶん、気配に敏感です。

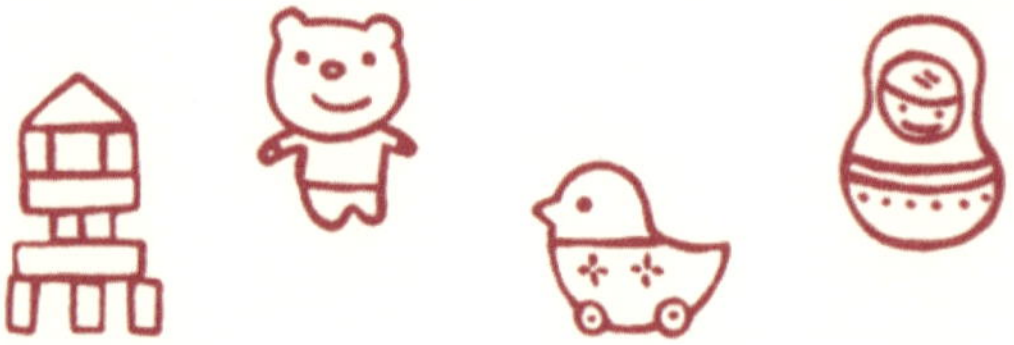

相手をする大人の苛立《いらだ》ちや焦りに反応して泣くことがあります。「初めての子どもに比べて二人目は泣かない」と言う経産婦が多いのも、実は母親自身が子どもに慣れて、泣き声が気にならなかったり、母親が落ち着いているぶん子どもも落ち着いているだけだったりして、子ども自身の個性がかけ離れているわけではないのです。「この子ったら、泣き声までかわいい」と、うっとり聞き惚れられては、子どもも泣き甲斐がないというものです。

子どもに慣れない母親は、子どもが泣きやまないと自分が子どもから責められているような気分になりがちですが、子育てに慣れてくると、子どもと自分とが別々の人間で、決して一心同体ではないことを思い知り、子どものすることもまた客観視できるようになります。逆に言えば、初めての子どもを生んだばかりの母親は、子どもをまだ自分の一部として制御可能な存在だと感じているのです。子どもが泣くのは子どもの都合で、決して母親が泣かせているわけではないことに思い至れば、落ち着いて子どもに向き合うことができるようになります。

一歩踏み出す道しるべ

援助としては、子どもの通訳となって母親に泣く意味を伝え、親子の齟齬《そご》を修正します。新生児を持つ母親が、「祖母や父親に抱かれるとよく眠るのに、私が抱くと泣く。抱き方が下手なのか、嫌われているのか」と訴えることがしばしばあります。「赤ちゃんは目が見えにくいぶん鼻が敏感で、お母さんに抱かれるとおっぱいの匂いに『あっ、いただける！』と思うから、なかなか口に入らないと焦って泣くの」と言うと、「嫌われている」から「求められている」への意識の変換ができます。赤ちゃんのいわゆる寝ぐずりに対しては、「明日ってものを知らないから、寝ると何もかもなくなるような気がするのかもしれませんね」などと、赤ちゃんの中に泣く理由があって、母親が泣かしているわけではないことを示唆します。

以上の例は、あやすことはできない例ですが、少し大きくなった赤ちゃんは退屈でも泣きますから、このような時はあやすのが有効です。視線を合わせて話しかける、揺する、トントンとタップする、手足を持って動かしてやる、「いないいないばあ」や手遊びをする、歌うなど、あやし方はさまざまあり、赤ちゃんの反応もさまざまです。要はこちらが赤ちゃんに遊んでもらうつもりで反応を楽しむうち、お気に入りのあやし方が見つかるでしょう。どうすればいいかわからない、赤ちゃんと遊ぶなど気恥ずかしいと思うなら、まずは先達《せんだつ》を見習うことですから、赤ちゃん対象の子育てサークルや行政の子育て支援教室などへ出かけていくことを勧めます。「赤ちゃんと遊べない」という母親は、往々にして大人同士でもコミュニケーションが苦手で、困りながら自宅に引きこもるようにして悶々《もんもん》と暮らしていることが多いものです。しかし、こと赤ちゃんを抱えた母親同士というのは、一番の興味・関心に共通項があるのですから話題が見つけやすく、普段ならできない語らいが楽しめたりします。一歩踏み出せるよう背中を押してあげましょう。

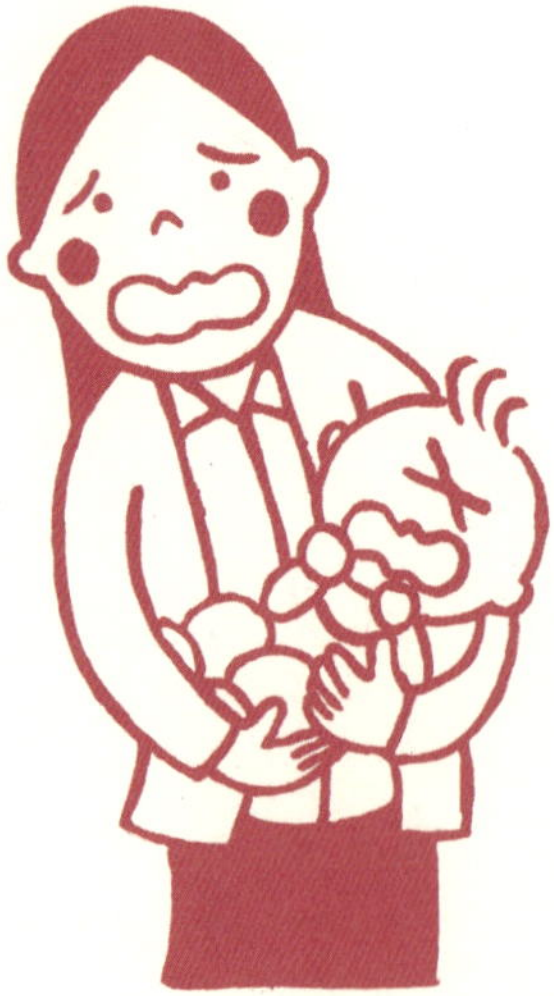

8

冷暖房の許容範囲・工夫

うちはマンションなので、冷房を入れないと空気がこもって、とても暑くなります。赤ちゃんに冷房はよくないと聞いたのですが、扇風機を使ったほうがよいのですか?

赤ちゃんに冷房は禁物と思って真夏にエアコンなしで過ごしていたが、暑い日に限って赤ちゃんの機嫌が悪く、冷房するとよく眠るようになった、という例がたくさんあります。赤ちゃんだって暑い時には暑いのです。また、人種や居住地を問わず、ヒトの赤ちゃんはほとんど同じ汗腺の数を持ち、環境に適応して使用する数が違ってくると言われています。赤ちゃんほどフレキシブルな存在はありません。そして、赤ちゃんが適応すべき環境とは、生まれたその家・その家族の中にほかなりませんから、赤ちゃんが生まれたからといって、家族が無理をして環境温を変える必要はないはずです。もちろん、赤ちゃんは自分で体温を調節する手立てを持たないので、大人が気にしてやる必要はありますが、手段は衣類・寝具の調整で十分でしょう。

●お母さんがらくになるひとこと

北極圏でも赤道直下でも赤ちゃんは育ちます。生まれた家の環境に従って育っていくのですから、お母さんが快適と思う温度でよいのです。ただし、エアコン・扇風機とも、赤ちゃんに直接風を当てないようにしましょう。

赤ちゃんの寒さ・暑さの見分け方

新生児訪問をしていた時、私は真冬でもコートの中は半袖のセーターでした。赤ちゃんが生まれた家々は玄関に立っただけでむっとするほど暖房を効かせ、窓ガラスは結露がびっしり、その中で大半の赤ちゃんが汗をかいて顔を真っ赤にしていたものです。赤ちゃんは暖めねばならぬという常識・思い込みは非常にポピュラーで、私も実家の親から「赤ん坊の上には雪が降る」などと言われて、真夏にもかかわらず「着せろ、着せろ」と始終注意されたのを覚えています。実際は、初期の新生児期を除けば、着るものも大人とほとんど同じか、薄手のものを一枚足す程度で十分体温は保てます。汗をかかせることでかえって体温の低下を来す危惧があり、着せすぎは感心しません。四肢の運動を妨げ、自由に動けないのも気の毒です。

新生児は目に見える汗をかかないので、「頸の後ろや背中に手を入れて、湿っていたら汗をかいていますㄧ「髪の毛が小さな束になって額に張り付いていたら一枚脱がせてあげましょう」など、具体的に目安を示すとわかりやすいと思います。また、赤ちゃんの手が冷たいといってどんどん着せていく家庭が多いので、「赤ちゃんの手には車のラジエーターのように体温調節の働きがあります。ちょっと冷たいなと思う時が適温、ヒヤリとして爪の色が悪いなと思ったら寒いサイン、逆にポーッと暖かい時には暑くて熱を逃がすために毛細血管が開いているのですから、少し涼しくしてやるのが親切です」と言うと、納得してもらえます。大人でもそうですが、眠入る時には体温が下がりますから、眠たくなってくると赤ちゃんの手は暖かくなります。そのことを教えてあげると、機嫌の良し悪しの見分けができやすくなります。寝つくまでは涼しく、完全に眠ったら掛けものをしてやるのが基本です。

暖房機に関してですが、近年よく普及してきた床暖房やホットカーペットの上に薄い敷物だけで赤ちゃんを寝かせると、体温の上昇や過度の乾燥を来す恐れがあります。敷物を厚く、断熱効果のあるものにするか、できればソファーやベビーベッドなど脚付きの家具の上に寝かせるのがベターです。

冷房に関しては、赤ちゃんに風を直接当て続けると、体温が奪われて環境温以下の低体温を来します。エアコン・扇風機とも、風が赤ちゃんに直接当たらないようにすべきです。

9 双子の育児

双子はとってもかわいいけれど、何もかもが二倍の労力。これがずっと続くと考えると、投げ出したくなることもあります。

子育てには、やたらと手間がかかります。新生児一人世話をするだけでも慣れない身には十分大変ですが、双子となったらそれが二人分です。その忙しさ、大変さは容易に想像できますし、実際は想像以上でしょう。また多胎妊娠は切迫早産などで入院管理となることや帝王切開での出産が多く、安静重視の生活から一転して始まる忙しさには、体力的にも精神的にも適応しにくいものです。

しかも多くの場合、子どもたちは早産児・低出生体重児として産科ではなく小児科の管理下におかれ、母児同室がかないません。産後の回復を待たず二つの病棟・施設を行き来する生活は疲労を呼び、母乳育児開始や育児技術の習得にはハンディとなります。その始まりにおいてはただただ難行と見える双子の育児ですが、無我夢中で日々を過ごすうち、長じるにつれ双子ならではの育てやすさが出てきます。今現在のつらさを受け止め共感的に接し、トンネルの入り口からは見えない明るさが、わずかでも感じられるように援助していきたいものです。

●お母さんがらくになるひとこと

双子の育児は子どもが小さいほど大変なものです。つまり、今より大変になることはこの先きっとないですよ。今日この日をちょっとでも快適に暮らせるように、皆で知恵を出し合って、工夫して乗り切っていきましょう。

双子の育児の問題はどこにある？

近年、双子を含む多胎妊娠の管理・出産に関わる産科施設はかなり特化してきています。多胎妊娠が明らかになった時点でＮＩＣＵを併設する高次医療施設へ紹介されることが多く、読者の皆さんは「双子のお産は日常茶飯事」という方と「ほとんど出会わない」という方とに、ほぼ二分されるのではないでしょうか。

私はというと、はるか以前は大学病院勤務で前者、その後大きめの個人病院勤務で中間くらい、現在はほぼ後者といってよいでしょう。そして、開業助産師を頼ってくるには何かしらの問題を背負ってのことなので、八〇妊娠に一という確率で世に現れる双子たちの中で、近頃の私は特に困っている母親ばかりと出会っているのかもしれません。

「双子」は、妊娠・分娩、新生児医療においては誰にとっても明らかにリスクがありますが、いったん無事に生まれ、産科施設や新生児科を離れれば、単に「子

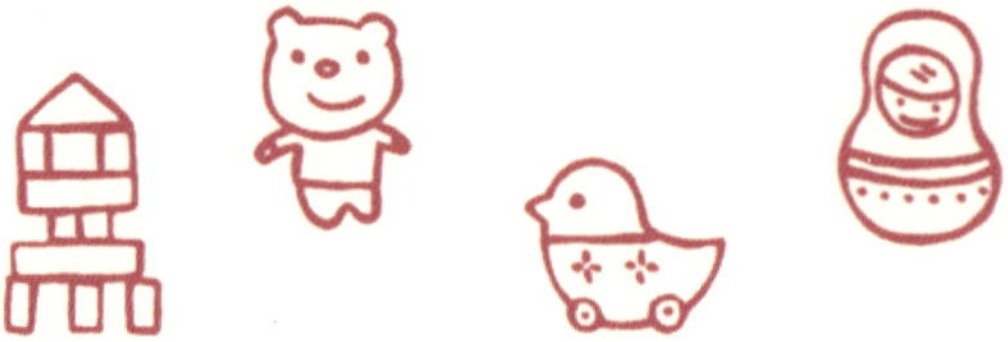

どもが二人いる」状況に過ぎません。手がかかる度合いで言えば、年子やイヤイヤ盛りの二歳児と新生児とを一緒に育てるのとどちらが大変でしょうか。つまり、双子の育児はそれ自体が問題なのではなく、かかる手間と母親の心身の健康度、要領の良し悪し、家族の支援体制などによって、相対的に表れる問題と言えます。相談の際には、母親のままならない思いを受容し、叱咤激励《しったげきれい》することなく良い聞き手に徹します。育児行動や生活習慣において明らかな無理や無駄がある場合、気づいていないならば気づかせればよいのですが、母親なりの思いやこだわりがあってのことであれば、無下《むげ》に否定することはできません。助けを求めてきたからと言って、提案がすべて受け入れられるものではありません。ある母親は双子を布オムツで育てるため、オムツ洗い専用に小型の洗濯機を新調しました。妥協や工夫の余地を、母親自身が見出してこそ力になるのです。

双子の母乳育児はどう支援する?

単に忙しいだけではない、双子ならではの相談といえば、母乳育児に関することでしょう。産科医療従事者であっても、「双子を母乳で育てるなんて無理」と言ってはばからない方がいますが、実際、母乳で双子を育てている母親はたくさんいます。かえって、「無理」と断じて早くから人工乳頼みの子育てを母親に刷り込み、母親の乳首に吸い付けなくなるような補足の仕方を子どもに施すことは、本来ならできたはずの母乳育児を阻害する可能性につながることに気づいているでしょうか。

退院後、私に助けを求めて来られるケースは大半が「うまく授乳できない」という相談です。「一人ひとりに授乳するのは難なくできるが、それだけでは一日中授乳し続けることになるので二人同時に授乳がしたい」という希望には、クッションを使ったりしてさまざまな同時授乳（タンデム授乳）の方法を母親・家族と共に工夫します。

また、双子に限らず産後すぐに母子分離で管理され、瓶哺乳しか知らずに退院してきた子どもは、母親の母乳分泌や乳頭の形状が良好でもうまく吸い付けない、飲めないことがしばしばあります。抱き方や吸い付かせ方の工夫で解決する場合もありますが、多くは子どもの吸い方を改善すべくトレーニングを施しています。この時、子どもが一人でもトレーニングや搾乳、授乳の練習などに結構な手間がかかるので、ほかにも新生児がいる、ましてや二人とも吸えないとなると、母親・家族にとっての許容範囲を越え、断念せざるを得ない

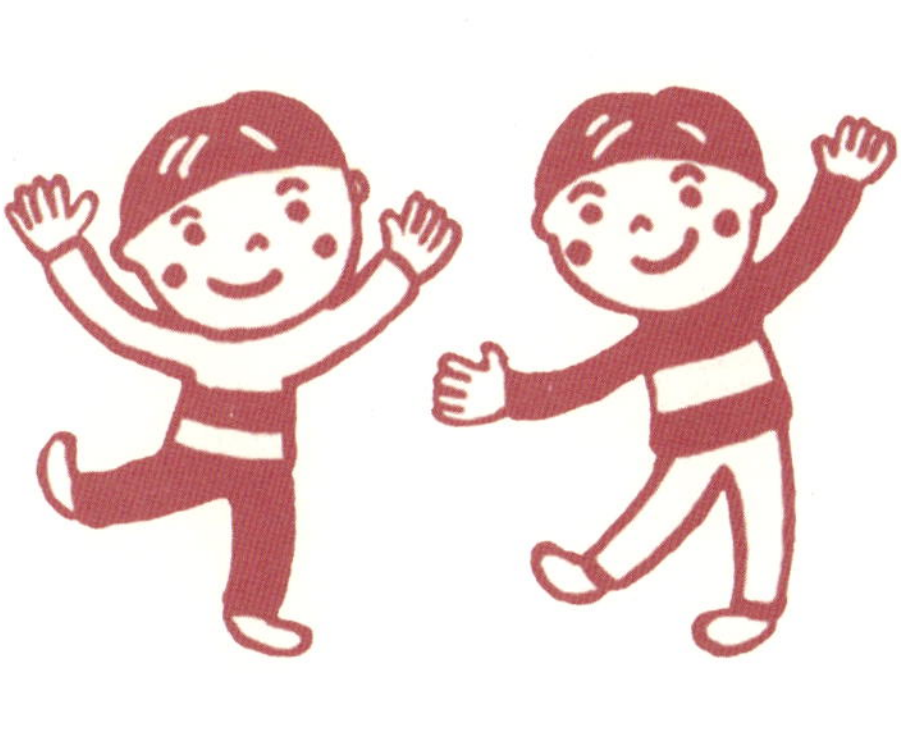

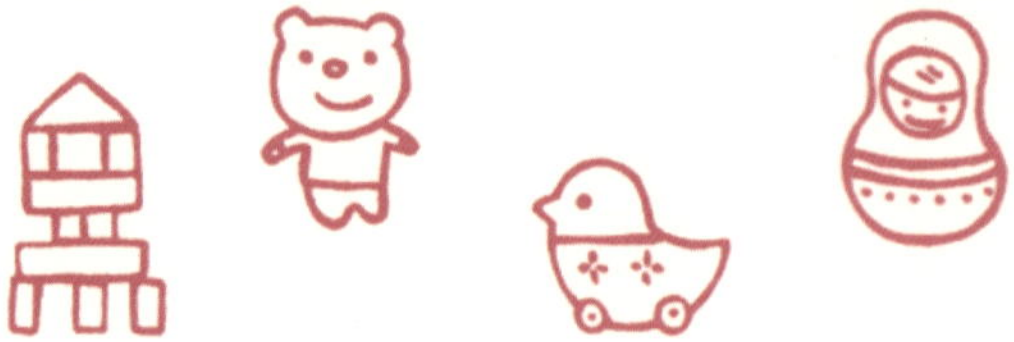

場合もあるのが現実です。
　役に立つ育児用品や外出などの生活全般にわたる工夫などは、やはり経験者に聞いてみるのが一番です。双子を頻繁に受け入れているような病院では院内で双子サークルを組織しているところがありますし、行政主導、有志による組織など、成り立ちはさまざまですが双子のサークルはたくさんあります。またインターネット上でもサイトが複数見つかります。活用できると実用的であるうえにストレス対策にも有効です。

双子の子育ての魅力とは?

　赤ちゃんは一人でいてもかわいいですが、双子が寄り添い、絡み合うようにしている様はなぜか何倍も愛らしく見えて不思議です。それを励みに奮闘していると、ある時にふと、一人の子どもを育てるよりも育てやすい場面が出てきます。子育ての苦労はさまざまありますが、子どもが半年を過ぎて移動できるようになってから幼稚園入園くらいまで母親を悩ませるのは、食事や排泄といった身のまわりの世話よりも、四六時中まとわりつかれ、遊び相手にされることです。その点双子はいつでも一緒にいるので母親を遊び相手と認識せずに育ち、母親と二人の時でも遊びをせがむことは稀のようです。年の近いきょうだいでも似たような条件ですが、体格・腕力や発達段階に差があると年少の子どもにとって怪我の危険があったり、興味関心が違って一緒に遊べなかったりします。また年が同じなら就園時期も同じです。子どもにとって遊びが学びであるこの時期、双子は大変恵まれています。少し年長の双子に出会う機会があると、双子育ての魅力に気づき、毎日の励みになるでしょう。

◆参考文献

（1）低出生体重児、双胎・多胎児の妊娠、出産、育児の支援に関する検討委員会編、厚生労働省監修『ふたごの育児―ふたご・みつごの赤ちゃんを育てるために』東京、母子保健事業団、二〇〇三年
（2）横山文恵『ふたご育児ニコニコ日記』東京、情報センター出版局、二〇〇三年

10 アレルギー

アレルゲン検査でいろんな食品に陽性反応が出ました。何を食べさせたらよいか、どのくらいなら食べさせてもよいのか、困り果てています。完全除去食にしなければならないのですか？

近年、アレルギー疾患の有症率は年ごとに増えています。東京都などはアレルギー疾患を「現代における都市問題の一つ」と位置づけ、都をあげて対策を練っているほどです。

もとより、アトピー性皮膚炎や喘息をはじめとする赤ちゃん・子どものアレルギー疾患は、子育てにおいて大きなトピックの一つですが、以前は、自分の子どもがアレルギーと診断されるか身近にひどいアレルギーのお子さんがいるのでなければ、「あったら怖い」程度の危機感しかない親が大半でした。それが、自ら花粉症に悩まされる親の割合が増えてくるにつれ、「何とかしてアレルギーのない子どもに育てたい」と考える母親が多くなってきているようです。

過度に心配するあまり、妊娠中から卵、大豆、乳製品などの除去食を開始したり、通常の月齢を過ぎても離乳食を開始しなかったりと、かえって母子の健康が心配される例もあり、冷静さを取り戻す必要を感じます。

●お母さんがらくになるひとこと

アレルギーは、赤ちゃんが持って生まれてくる個性の一つです。決め手になるような予防の手立ては見つかっていないし、お母さんにその責任もありませんよ。もしも見つかったらその時に、よく顔を見て付き合い方を考えましょう。

予防は無理なアレルギー疾患

育児相談の中で、例えば完全母乳にすれば、逆に早くから人工乳を与えれば、母親が妊娠中から乳製品や卵を一切食べなければ、赤ちゃんのアレルギーを予防できると信じる母親に出会い、戸惑うことがあります。きっとどこかで、断定的ではなくともそのような情報に触れたのでしょう。

アレルギー疾患の有症率を左右する因子は、遺伝的な素因、ストレス、喫煙や受動喫煙、哺乳や食事、居住環境、住宅内の掃除の頻度、きょうだいやペットの数など、多岐にわたります。また一つの因子がどのように有症率に関わるか、研究のデザインによっては正反対の報告が出ているものもあります。簡単に言えば、「予防は無理」なのです。タバコの煙はないほうがよいようですが、もともと「百害あって一利なし」と言われてきた、百の内の一つに過ぎませんね。

母親がまだ見ぬ子、または何の症状も持たない赤ちゃんのアレルギーを心配し

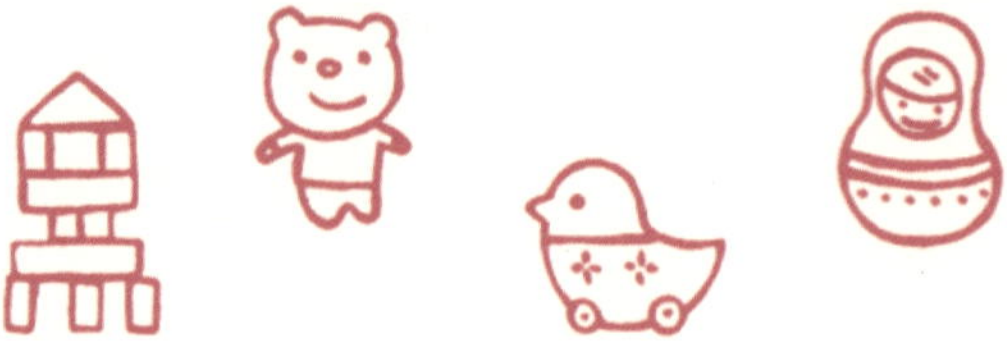

ている時、まずは母親として子どもを気遣う気持ちを評価します。そして、心配する気持ちに寄り添いつつ、極端な食事制限や清潔信仰などには歯止めをかけ、親子にとってストレスの少ない暮らし方ができるよう促したいものです。

湿疹とのお付き合いでの心得は？

首が据わるまでの赤ちゃんは、たいていどこかに湿疹があるものです。多くは乳児湿疹と言われる痒《かゆ》みのないもので、湿疹の有無や程度と赤ちゃんの機嫌とが連動しない時にはビジュアルだけの問題で、自ら鏡を見ない赤ちゃんにとって治してもらう意味はありませんし、時期が来れば自然に出なくなります。

これに反して、汗疹《かんしん》やアトピー性皮膚炎など痒みのある湿疹は、可能なら治療してあげるのが親切でしょう。素人目には乳児湿疹と区別がつかないことも多いのですが、湿疹がひどい日に限って機嫌が悪かったり、痒がる様子があったりする場合には、専門医への受診を勧めています。まだ手を使えない月齢の赤ちゃんでも、立て抱きにすると抱いた大人の洋服にしつこく顔をこすり付けるような様子がある場合は、顔を掻いていると考えられます。

痒みのある湿疹すべてが、アレルギーによるものではありません。また、アレルギーによる湿疹であっても、適当なスキンケアで痒みや湿疹そのものを治めることができる場合が多いので、専門医と相談しながら多角的に対応するのがよいでしょう。アレルゲンが特定できない段階で医師の指示なしに除去食を始めたり、複数の医師にかかって重複して薬を使ったりすることのないよう注意したいものです。

アレルギーの有無に関わらず、子どもの皮膚を刺激から守るため、体を洗う時には掌《てのひら》か柔らかいタオルを使い、すすぎをしっかりする、乾燥を防ぐ、肌触りの良いものを着せる、などが専門医により推奨されています。

まずは母親の聞き役に徹しましょう！

アナフィラキシーなどの激烈なアレルギー疾患を持つ赤ちゃんを養育し、自ら厳密な除去食を実施せざるを得ない母親がいます。子どもが大きくなればなるほど除去食は難しくなります。現在、主要なアレルゲンとなる食品については表示が義務づけられ、除去食に役立っています。また卵、乳製品、小麦粉などを使用しないパンや菓子類が普通のスーパーマーケットでも手に入るようになってきました。それでも、例えば卵一つとっても、スープ類にはたいてい野菜のアクを取る目的で卵白が使われているため、

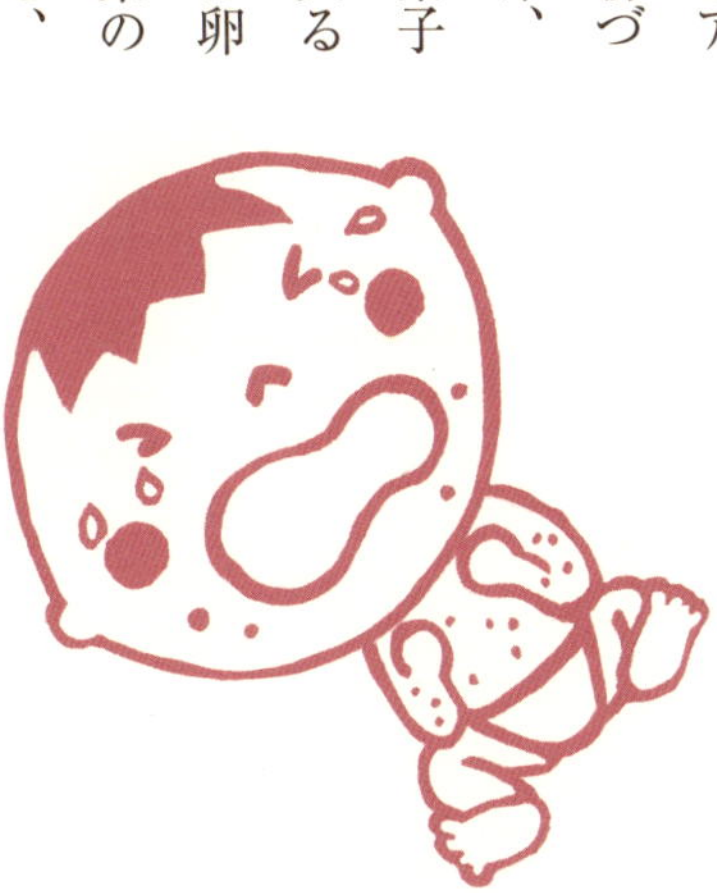

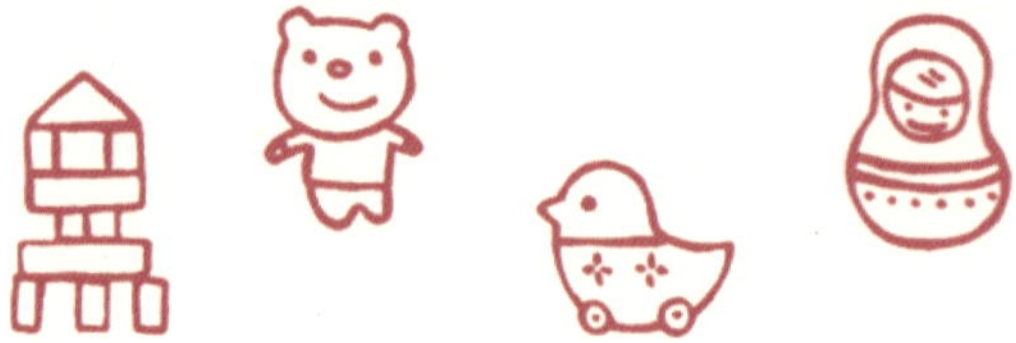

外食もインスタントの食品も一切摂れないことがあります。また、ダニやハウスダスト、ペットのアレルギーによって他家への訪問ができなかったり、幼稚園などの制服が着られなかったりと、不自由な生活を強いられることも稀ではありません。そのような時、「そんなに気にしなくても」「このくらいになれば少しは食べられるようになるんじゃないの」など、気安くかけられる言葉にひどく傷つきながら暮らす親子がいることを知っておきたいものです。

アレルギーは、その症状、程度、経過、有効な対処法、その効果の程度、どれをとっても千差万別、人の顔が皆違うのに似て、決してひとくくりにはできません。誰かにとって良かったことが他の誰かには悪い結果をもたらすこともあります。育児支援の立場で向き合う時は、安易なアドバイスがさらにその方を苦しめることになるかもしれないと肝に銘じ、聞き役に徹して支えるのがよいと考えます。

赤ちゃんのアレルギーは成長と共に症状が改善することも多く、未熟性の現れとも、育ち方の個性とも考えられます。目に立つ症状に一喜一憂して、赤ちゃん自身の成長やかわいらしさに目が行かない母親には、母親自身が自分らしさを取り戻して落ち着いて子どもと向き合えるよう、母親自身を受け入れ、努力を肯定することや、相互に励まし合い相談し合える仲間づくりが役立つことでしょう。

こんなサインは要注意！

かかりつけ医を始終変える、いわゆるドクターショッピングを繰り返す母親には、育児ノイローゼ・虐待の可能性を考慮して母親自身へのケアを行いましょう。

◆参考文献

（1）多田香苗「母乳とアレルギー～知っておこう！　氾濫する情報に惑わされないために～」『第二十四回母乳育児学習会資料集』札幌、日本ラクテーション・コンサルタント協会、二〇〇七年
（2）東京都アレルギーホームページ
http://www.fukushihoken.metro.tokyo.jp/kankyo/kankyo_eisei/allergy/allergy/index.html［2008.9］
（3）日本小児アレルギー学会「アレルギーQ&A―アトピー性皮膚炎」
http://www.iscb.net/JSPACI/i-atopi.html［2008.9］
（4）日本アレルギー協会「患者さん・一般向け情報」
http://www.jaanet.org/contents/index.html［2008.9］

11

発達の遅れ

同じ月齢の子を持つママ友達とよく集まるのですが、ほかの子に比べてうちの子だけ何もかも遅い気がして不安です。

「這えば立て、立てば歩めの親心」という言葉どおり、子どもの発達が親の一大関心事なのは今も昔も変わりません。子どもの発達に何らかの遅れがある場合、親は心配し、焦り、何とか「人並み」に育ってほしいとあれこれ考えるもので、例えば「十カ月になってもハイハイをしないが大丈夫か」などの相談は昔からよくあります。しかし最近では、特に遅れてもいない時期に、身近なほかの子どもと引き比べて「遅い」「できない」と相談されることが多くなってきているように感じられます。

「○○ができない」との相談ではあっても、話を聞けば、子ども自身はゆったりのんびり着実に育っていて、落ち着いて振り返れば母親自身もそれは感じている、ということがよくあります。発達の遅れに関する相談の多くは、実は子どもの問題ではなく、母親自身の育児不安や周囲との軋轢《あつれき》などが「心配」に形を変えて現れたと見ることができそうです。

●お母さんがらくになるひとこと

子どもの育ちは、皆で同じ山に登っているようなもので、行き着くところは決まっているのです。急坂を駆け上がるのが好きな子も、景色を楽しみながら登る子もいて、きっとそれが個性ってものなのですね。

定頸と運動機能

定頸の遅れはその後の身体機能の発達不全を占うことがあり、各自治体とも既存の乳児三カ月健診を四カ月頃まで待って行うなど注意深くチェックするようになっています。四カ月時点で定頸の徴候がまったく見られない場合は、やはり専門機関により注意深く観察する必要があり、気安く「大丈夫」ということはできません。しかし、体重増加の少ないゆっくり育つタイプの赤ちゃんには、定頸もゆっくりの子が珍しくありません。母親の心配する気持ちを受け止め、落ち着いて育児ができるよう力づけていると、数週で定頸が見られることが多いものです。

寝返り、ひとり座り、ハイハイなどは、母子健康手帳の「発育の目安」というグラフに、できるようになる時期の目安が範囲を示す矢印で記載されており、矢印の半ばを過ぎたり、身近な同じ月齢の子どもが先にできるようになったりする

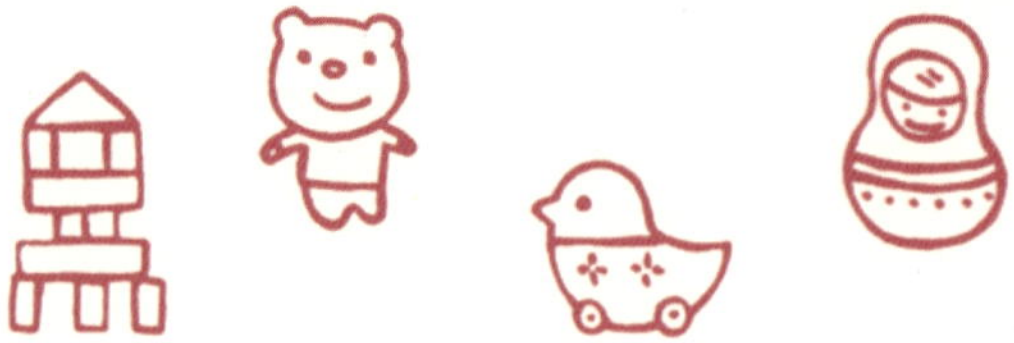

と、心配しはじめる親が多いものです。目安の矢印はそれぞれの項目ごとに一〜二カ月の範囲が示され、「約九割の子どもができるまでの期間」と注釈があります。しかし実際のところ、すべての項目で矢印の中に収まる子どもは数少なく、寝返りは早いが座らない子ども、つかまり立ちはしても歩かない子どもなど、大変個性豊かです。定頸して順調に発育し、手足を活発に動かすなど活気のある子どもであれば、遅れても、できないままということはまず稀で、心配には及びません。私は「子どもには一人ひとりにその子の生まれ持った育ちのプログラムがあって、急がせようとしても良いことはないですし、早くできるからほかの子よりも上手になるということもありません。矢印ではなくてご自分のお子さんを見て、『ああ、この頃にはこんなことができるようになるのか』と、後追いでついて行ってください」とお話ししています。

発語と言葉の理解

言葉の遅れでまず注意したいのは、聴覚です。親の言うことはわかっているようだけれども発語がないという子どもの中には、聴覚異常が見られることがあります。後ろから声をかけた時の反応を見たり、声の大小を変えて話しかけてみたりするなど、きちんと聞こえているかを確かめ、はっきりしない場合には専門医に相談するよう提案します。

大人の小さな声を聞き分けて絵本などを指差しできるようであれば、子どもからの発語がなくても言葉の理解はあるものと言え、子どもが話す気になるまでじっくり待てるよう親を力づけることが助けになるでしょう。

私の友人の子どもですが、大変察しの良い母親と暮らしていて何も話さずに二歳半を過ぎ、親はしゃべらせようと話しかけに躍起《やっき》になっていました。その子が話すようになったのは、母親が第二子の妊娠中のこと。切迫早産で一カ月間の安静入院を余儀なくされ、他県から急遽手伝いに来た祖母と暮らすうち、人が変わったようにぺらぺらと話しはじめました。つまり、それまでは話す必要がなかっただけのことだった、というわけです。

また、各種の調査で、親の話しかけの頻度と子どもの発語とは強い相関が見られていますが、子どもによく話しかける親というのは、総じて普段から口数の多い方がほとんどです。「私があまり話しかけないから子どもが話さないのでしょうか。でも、何を話していいものか…」と悩む方には、普段寡黙な方が子どもにだけあれこれ話しか

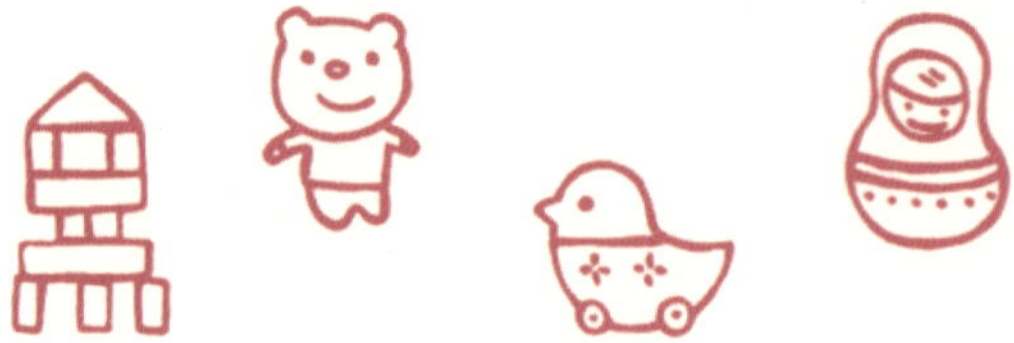

けるのは無理があるというもの、「寡黙なお母さんの子どもは寡黙な子ども、当たり前でよいんじゃないですか」と言うと、一様にほっとされるようです。

乳幼児健診の意義

どこの自治体でも、生後三〜四カ月と一歳半、三歳の健診は漏れなく行っているはずです。三カ月は定頸を、一歳半はひとり歩きを、三歳は言葉の発達を主に見ています。この三つのポイントは、社会生活を営むうえで支障があるような重要な障害があった場合に、発見しやすくかつ対処に遅くない時期が選ばれているので、これらの健診をきちんと受けることが重要です。私はよく、「日本の健診のシステムはとても優秀です。ちゃんと受けていれば、本当に何かしてあげなければいけない大変なことはその道のプロが見つけてくれることになっています。だから、お母さんが心配なことはあっても、きっと取り越し苦労だと高をくくって暮らしてよいのですよ」とお話ししています。

発達を促すために必要なことは?

子どもは、周りが何をしてやらなくても子ども自身の力で発達してゆきます。子どものすることには何一つ無駄がなく、指しゃぶり一つさえも感覚を磨く訓練だと言います。大人にとっては子どもの発達の道筋に障害物を置かないように気をつけることが大切な仕事です。つまり、子どものするようにさせてやることが大切なのです。

たくさんの母親と接していて気になるのは、幼児教室や発達を促すという触れ込みの知育玩具などには関心が高い一方で、子どもが本来日常生活の中で獲得すべき知的・身体的発達の方法、いわゆる「いたずら」や外遊びに対して拒否感の強い母親が増えている印象があることです。「外遊びに出ると帰りたがらないから出ない」「せっかく買った知育玩具で遊ばない」「戸棚を荒らすので全部開かないようにした」「転ぶと危ないので外では歩かせない」など、子どもの遊びや自然な運動、探索行動などを制限し、発達の芽を摘むような育て方が一般的になりつつあるようで、何とも答えに窮することが多い昨今です。

子どもを元気で賢くしたいなら、早寝早起きと規則的な食事を習慣づけ、体と五感を使って子ども同士で存分に遊ばせることです。近年、日本の子どもの学力と運動能力は低下の一途をたどり、社会問題となっています。それを防ぐために、また子どもたち自身の幸せのために、子どもの発達にとっての生活習慣や遊びの重要性が、社会に広く理解されていくことがぜひとも必要です。

トイレトレーニングを始めました。でも言ってくれませんし、トイレに誘っても嫌がります。いったいいつまでかかるのですか？

トイレトレーニングは子どもの成長を待って、というのは、多くの母親にとっても最近のスタンダードになっています。昭和以前、オムツはずしというと一歳前後で始めることも珍しくなかったのですが、現在では会話によってある程度意思の疎通がはかれる、二歳半ば頃までオムツのみで通す家庭が増えています。紙オムツ、ことに薄手のパンツ型紙オムツが普及し、立ち歩く子どもでも容易にオムツ換えができるようになったこと、最終的なオムツ離れには子ども自身の尿意の認知が不可欠との認識が広まったことで、全体のトイレトレーニング開始時期は遅くなってきており、紙オムツのまま幼稚園へ入園する子どもも稀ではなくなりました。

●お母さんがらくになるひとこと

嫌がるのなら、今はその時期ではないのかもしれません。もしかしたらトイレを怖がっているのかもしれません。お子さんがらくな気持ちでトイレを使え、気持ちよく出せるように、お母さんも気持ちをゆったり持って見守ってあげましょう。

オムツ離れの道はさまざま

トイレトレーニングは子育ての山場の一つです。うまくオムツが取れると、親は、手間も経済的にも劇的にらくになります。しかし、そこへ至るまでの数カ月・数年間は、一つ間違うと親子双方にとって大変なストレスにもなります。トイレトレーニングは、古今東西いろいろな方法が試されてきましたし、ハウツー本も数多く出ていますが、実際のところすべての子どもに対して必ずうまくいくというマニュアルはなく、結局は試行錯誤しながら子ども自身の成長を待つしかないのです。

オムツ離れと一言で言っても、子どもによって通る道はさまざまです。親から聞かれなくても排泄後に「出た」と言ったり、次第に事前告知するようになったりする子どもがあり、このようなケースでは親からの積極的な働きかけがなくても自然にオムツがいらなくなります。便意があるとそわそわしだして排便のタイ

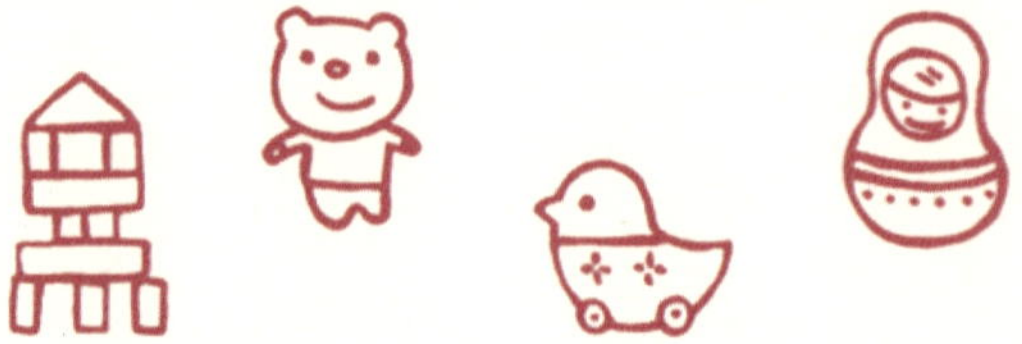

ミングがわかりやすく、そういった時におまるや便器に座らせるだけで排便できるようになる子どももあります。ただ、便は早くからトイレでするが排尿はオムツの中という子どもや、逆に排尿はトイレで便はオムツというケースもあります。母親から相談があるのは、母親主導でトレーニングを始めたが子どもの反応が鈍い場合や、便だけ・尿だけがうまくいかない場合が多いようです。

トイレに誘う前に、まず動機づけを

母親が子どもの発達の如何に頓着《とんちゃく》せずトイレトレーニングを開始した場合の多くは、子どもの抵抗にあってうまくいきません。そのような場合、母親によく聞くと、身近な月齢の近い子どもがトイレを使うのを見たり、親族や友人からオムツを使っていることを非難されたりして母親自身がオムツ離れを焦っており、子どもの意欲を育てることをせずにいきなりトレーニングに入っています。子ども自身がトイレを使うことを成長の証《あかし》として良いことと捉えていない間は、いくら誘っても嫌がられて終わり、悪くすると親子とも大きなストレスを抱え込むことになります。

昭和以前によく行われていた、一歳代の子どもに対して行うオムツはずしは、親が子どもの様子をよく見て、子どもの尿意・便意を察知し、しそうな時におまるに座らせたり親が抱きかかえてトイレに掲げたりして、「しーしー」「うーん」

などの声をかけて条件反射を付ける、というやり方でした。これなら子ども自身に尿意や便意が感知できなくてもオムツを汚さずにすみます。しかし、現在のトイレトレーニングは子どもの側が尿意や便意を教えて自発的にトイレに行くことを求めるものなので、子ども自身が意欲的でなくては成り立ちません。トイレに誘う前に、動機づけをしておく必要があるのです。

子どもは少し大きな子どものすることを、憧れの眼差しで見ているものです。また、同じ年齢の子どもができることは無条件に自分もできると考えます。保育園などの集団生活で家庭より容易にオムツ離れができるのも、どうしてもできなかった子どもが幼稚園に行き始めたらすぐにオムツが取れるのも、子ども同士の関わりからです。すでにトイレを使っている少し年長の子どもと交流させ、トイレで排泄することを格好良いと思える機会を作ることや、馴染み深いキャラクターがトイレを使うシーンを集めた幼児用教材なども動機づけに効果があります。

意欲はあっても、尿意・便意の認知や事前の告知など、子どもにとって難しい課題がたくさんあります。トイレトレーニングはある日突然完成することは少なく、たいていはうまくいったり失敗したりの繰り返しです。失敗をとがめない、過度の期待・プレッシャーをかけない、ほかの子どもと比べないなど、子どもの自尊心を保ち、成長への意欲を損なわないような言葉かけが成功の鍵となります。

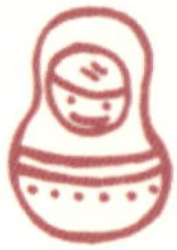

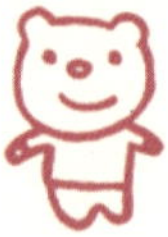
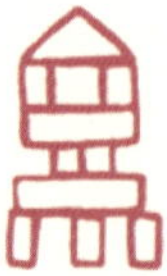

子どもがトイレに行きたがらない場合は？

便と尿でトイレを使えるタイミングが違う子どももよくいます。便意・尿意の感知が鈍い子どもでは、便のほうが親から見てタイミングがわかりやすく、事前にトイレに誘えるため成功率が高く、便のほうが先にできるようになる場合が多いようです。

便意・尿意の感知はしっかりできているが、トイレを使うことに心理的抵抗があってオムツの中にしてしまう子どもも少なくありません。この場合はトイレの照明を明るくする、好きなキャラクターなどで飾りつける、ドアを開けるなどの工夫をして根気よく誘います。狭いところが怖いならば、最初はベランダや庭でおまるを使わせるのも手です。

便が硬く、かなりいきまないと出せない子どもの場合、カーテンにくるまってとか、テーブルに手を付いてとか、子どもなりにいきみやすい工夫をして排便していることがあり、立ち上がった姿勢で便をする子どもはトイレに座っていきむことが苦手です。このような様子がある時にはトイレを使わせる前に、便秘対策をする必要があります。トイレの便座に座らせると足が宙ぶらりんになっていきみにくいので、ステップを用意するとできるようになることもあります。まずは子どもの様子を注意深く見て、何がハザードになっているかを見極めることが大切です。

また、日中の排泄と夜尿とはまったく別のものと言えます。夜尿は訓練で改善できない性質のものですから、子ども自身の身体的発達を待つ必要があります。夜間にわざわざ起こしてトイレに誘うことは子どもの発育・発達にとってよいことではありませんから、起きている間の排泄がすべてトイレでできるようになったら、夜尿があってもオムツ離れが完成したと捉え、「いつまでもオムツが取れない」などと子どもに言うことがないよう気をつけたいものです。

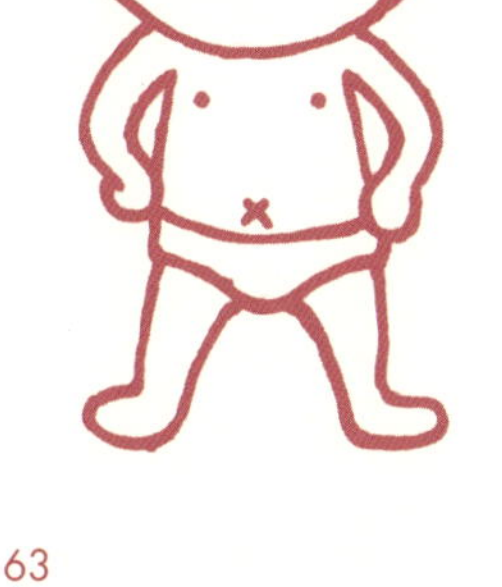

13

旅行の開始時期・距離

法事で田舎の実家に帰らなければなりません。まだ子どもは半年ですし、長時間車に揺られることが心配です。

赤ちゃんを連れて旅行することの賛否を聞かれることがありますが、医療者としては良いとも悪いとも言えません。妊娠中も同じことですが、旅行中に何かあったらと考えれば躊躇《ちゅうちょ》してしまいますし、行かなくてすむならそのほうが穏便《おんびん》にすむのでしょう。しかし、帰省や冠婚葬祭など、社会通念上、して当たり前の旅行もありますし、妊娠・出産することでまったく旅行できなくなると考えるのはとても窮屈です。

医療者として心配があるとすれば、日常の生活圏から離れることで、急な体調不良に対応しきれないことです。旅行や遠出には常備薬や母子健康手帳を携行し、出先でいざという時の受診先があるかどうかくらいのリサーチはしておくべきでしょう。また、出発前に不調を感じたら無理せず旅行を取りやめる潔さが必要です。

●お母さんがらくになるひとこと

赤ちゃんはいつだって抱かれて揺られて暮らしているのですから、乗りものはお母さんより平気のはずですよ。ただし、お母さんが行きたくない旅行なら、赤ちゃんをだしに断ることだってできますね。

いつなら、どのくらいの距離なら大丈夫？

妊娠中や赤ちゃん連れの旅行について一番よく質問されるのは、乗りもので揺られたり窮屈な思いをしたりすることで、何らかの異常を来すかどうか、ということです。これは、基本的には、ノーと言ってよいでしょう。例外的に妊娠後期の長いフライトや航海はお勧めできませんが、実際は航空会社や船会社が規制を設けているので、それに従えばよいと思います。妊婦の場合は大人ですから、旅行の日程をゆったりしたものにし、疲れたら適宜休憩を取ればよいでしょう。赤ちゃんは大人よりも揺られ慣れていますから、たいていの乗りものは平気です。ただし、飛行機の離発着の時には気圧の変化が大きいため、耳が痛くなることがあるので、授乳をしたり、おしゃぶり・母親の指などを吸わせたりするのがお勧めです。自家用車の場合は、ベビーシートの仕様や乗せ方によってどの程度許容できるかが違ってきますが、一般的には一～二時間おきに車から降りて休憩を取るべきとされています。いわゆる揺さぶられっこ症候群の発症例に「悪路のドライブ」というのがあって時々質問されますが、でこぼこ道を高速で運転し、大人の体が飛びあがるくらいの衝撃がなければ発症しないはずですから、津々浦々まできれいに舗装された日本の道路なら、まず心配ありません。

温泉で気をつけるべきこと

次によくされるのが、温泉に入ってよいかという質問です。実際、公衆浴場では温泉・銭湯にかかわらず、「初期・後期の妊婦さんはご遠慮ください」などの掲示をよく見かけます。これは、浴場、ことに温泉では床が滑りやすくなっていることが多いため、転ばれて何かあっては困るからという、施設側の防御的な意向によるものでしょう。温泉そのものが妊婦に障《さわ》りがあるとは思えません。何しろ、火山大国日本の中には、自宅のお風呂が温泉という家庭が、少なからずあるのです。滑って転ばないよう慎重に利用すればよいと思います。赤ちゃん連れで公衆浴場を利用することについては、赤ちゃんへの障りはないと考えます。しかし、微笑ましいと見てくれる人もあれば、オムツが必要な子どもと一緒に浴場を利用することを不快と感じる人もいることを知っておく必要があります。洗い場で排尿させるなどはもちろん厳禁ですし、個室や家族風呂が利用できるなら、大浴場は大人だけで利用すべきでしょう。

14

質問攻め

子どもの「なんで?」攻撃に困り果てています。適当に答えるといけないような気がしますが、納得するような答えならよいのですか?

親にはただただ厄介な「なんで攻撃」、子どもにとってはその後の知的発達を左右する、非常に大切な時期の到来と言えます。始まりは、自然な成長過程に乗った、自我の発達と単純な好奇心から沸き起こる疑問に過ぎません。その数々を、周りの大人と共に一つひとつ解決してゆくことで、生涯にわたる学習への礎《いしずえ》となる、知る喜び、調べるおもしろさ、わかる楽しさを知ることができます。子どもの持てる力を存分に引き出し、知的発達を最大限促すために、ここは親の踏ん張りどころだと思います。

●お母さんがらくになるひとこと

子どもの問いには、簡潔に、正直に答えましょう。わからないことは「わからない」で構いません。「お母さんにもわからないことがある」というのも、子どもにとっては大発見なのです。

「簡潔」「正直」が答えのコツ

言葉を覚えた子どもは、しばらくすると例外なく「なんで星人」になります。「これなあに?」「何するの?」「なんで?」「どうして?」と、ハテナマークを総動員して大人にまとわりついてきます。賢くなってきたとその成長を喜びはしても、そのしつこさにはウンザリというのが正直なところでしょう。子どもが親にいろいろ聞くのは、親が何でも知っていると思うからです。小さな子どもにとって親は、ほとんど全知全能の神様のような存在です。親のほうも、中には子どもに対して「知らない、わからない」とは言いにくい人がいるようですが、親にも限界というものがある、それだって、子どもにとっては大切な真理です。

子どもの問いには、できるだけ簡潔に、正直に答えるべきでしょう。「歯磨きするわよ」「なんで?」「『ムシばい菌』にバイバイするんでしょ?」のように、キーワードがあると答えやすいことを母親に教えると喜ばれます。抽象的な質問で一言で説明できないと思ったら、「難しいねー」、わからないことは「何でだろうねー」「お母さんにもわからないわぁ」と、正直にリアクションすればよいと思います。案外、子どもには子どもなりに思い描いている答えがあることも多いので、「○○ちゃんは何でだと思う？」と問い返すと、「××じゃない？」と結構おもしろい答えが出てきます。大人から見れば馬鹿馬鹿しいと思えるような推論でも、「そうかもねー、だったらおもしろいねー」などと、肯定的な評価を返してやるのがよいでしょう。そういったやり取りの後数年経ってから、「お母さん、あれ、本当は○○だからなんだって！」などと言ってきたりして、子どもが親とのやり取りをよく覚えていることに感心したりするものです。

しつけをらくにする「なんで？」対策

生活上の、「もう寝なさい」「野菜を食べなさい」など、親の指示やしつけに対する疑問は、そうすることで子ども自身にメリットがある、というメッセージになる答え方をするよう勧めます。「よく寝る子は大きくなる」「早く起きられたらいっぱい遊べる」「賢くなる」「野菜を食べるとお顔が良い色になる」「病気に強くなる」など、その子どもにとって説得力のある答えを見つけたら、それをキーワードにして、「まだ寝ないの？　大きくなりたくないものねぇ？」というように、子どもが内的な動機づけとして受け入れるまでしつこく繰り返すことです。この

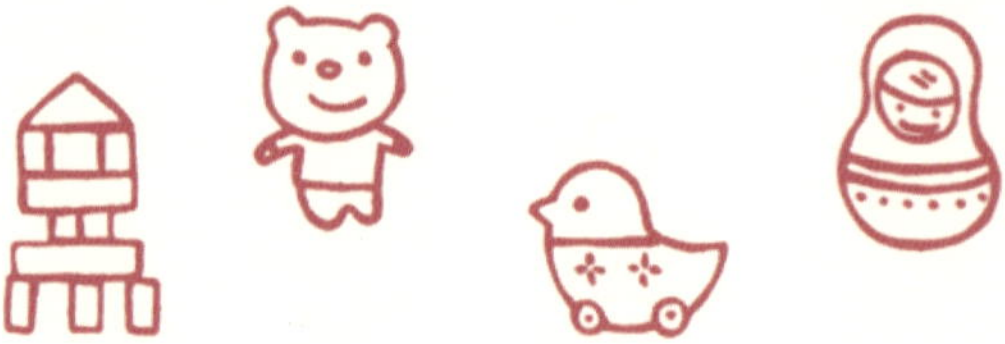

ようにして早い時期に生活習慣の一つひとつに意味づけをすることで、その後のしつけは大変らくになります。逆に、「○○に食べられる」など脅しを含んだ負のメッセージは、子どもが大きくなるにつれ効力を失い、かえって親の言うことを聞かない理由づけに利用されてしまうことが多いので、できるだけ避けるのが利口です。また、公共の場での「静かにしないとおばちゃんに怒られるよ」などは、親として一番無責任なもの言いですし、周囲は聞いていて大変腹立たしく感じます。赤ちゃんのうちは騒がずにすむよう、子どもの気を引ける何かを用意してそういった場に臨むべきですし、三～四歳になったら「迷惑」という言葉の意味を、日頃から根気よく教える必要があります。

子どもの発達を促す対応を

空の色や虫のことなど、自然科学に関する疑問が多い子どもなら、図鑑や子ども向けの科学本など、子ども自身が調べられるようなツールを与え、最初は一緒に調べてやると、やがては自分で調べるようになります。本に親しみ、情報源として活用することを覚えれば、子どもの世界は大きく膨らむことになります。また、本で見て子どもが強く興味を持ったことは、できれば実物を見せたり、実際体験させたりしてやりたいものです。

四～五歳を過ぎると、親を含む周囲の人々がすることや決まりごとに対しての、倫理的な疑問が問われるようになります。社会の不平等や矛盾など、時にドキッとするような鋭い指摘があって親がタジタジとする場面もあることでしょう。そのような時にも、口先で誤魔化《ごまか》したり質問したことを責めたりしてはいけません。むしろ、「すごく難しいことに気がついたんだね」と、疑問を持ったことを褒め、子どもたち自身が、これからの社会をより良くしていく主体であることを示唆することで、正義感を持ちつつ、人の弱さや社会の現実を受け入れることを学んでいくでしょう。

親も人の子です。子どものためとは言え、いつも同じコンディションではあり得ません。子どもの質問に答える暇がなかったり、子どものパワーに応える気力がなかったりする時もあります。そのような時には、「くだらないことを聞かないで」などと子どもに不機嫌さの責任を押しつけず、「今は疲れていて考える力が出ないの、ごめんね」「先に晩御飯の仕度をしちゃうから、ご飯の時にお話ししよう」のように、正直に真摯《しんし》に説明して先送りすべきです。また、「あとで」と言ったら、子どもの催促を待たずにその機会を確保する必要があります。答えにくいことを聞かれた時、間を取ってうやむやにしてしまおうという目論見《もくろみ》は、往々にして子どもの不信を呼び、反抗を誘って親自身の首を絞めることになることも一言付け加えておきましょう。

第2章

母乳育児に関する悩みにどう答える?

1

分泌過多

出すぎておっぱいがキンキンに張ります。産後数カ月たつと、赤ちゃんが飲むぶんだけおっぱいが出ると聞いたのですが、もうしばらくこの状態が続くのはつらいです。

母乳の悩みというと、分泌不足が多いように思われがちですが、産後数週間を過ぎ、おのおの分娩施設を離れた方からの相談なら、不足よりむしろ分泌過多、出すぎるおっぱいに悩む方のほうが多いと思います。乳腺炎を代表とする乳房トラブルも、噛み傷や乳口炎といった乳頭トラブルも、その分泌の良さに因をなすものが多く、また母乳が出るぶんのカロリーが母親の体から流出しているわけですから、体力的にもつらいものがあります。ただ、そのような相談にあたって、個々のトラブルの相談には乗っても、おっぱいがよく出ること自体は援助する側にマイナスのことと捉えられにくく、分泌を抑える方向で援助する医療者は少ないように見受けられます。一時的なトラブル回避だけでは、授乳を続ける限り何度も痛い目に遭う母親が少なくないので、分泌過多を贅沢《ぜいたく》な悩みと一蹴《いっしゅう》することなく、真摯《しんし》に向き合う姿勢が必要です。

●お母さんがらくになるひとこと

出すぎのおっぱいは乳腺炎などのトラブルも起こしやすいし、お母さんの体力も余分に必要なのでつらいですね。分泌を抑える方法を試してみるとよいでしょう。

エンドクリンコントロールとオートクリンコントロール

母乳の分泌は、分娩後数日間のホルモン分泌由来の出方から、それ以降の需要と供給の原理に由来する出方へと変化します。妊娠初期から乳腺は母乳分泌に向け充実し、妊娠中期から後期には十分分泌能が備わっているのですが、エストロゲンなど胎盤由来のホルモンによって分泌がせき止められている状態です。出産で胎盤が排出され、ホルモン動態が変化すると、乳腺の働きが活発化し、母乳が分泌されはじめます（エンドクリンコントロール）。これは母親の中で自然に起こる変化なので、死産などでおっぱいを吸う赤ちゃんがいなくても、ある程度の分泌が見られます。産後数日を過ぎると、プロラクチンなど母乳分泌にかかわるホルモンの分泌は穏やかになり、乳頭への吸啜刺激と乳腺内から乳汁が排出される局所のフィードバックによって分泌量が左右されるようになります（オートクリンコントロール）。つまり、最終的に母乳の分泌が必要十分量に達するためには、赤ちゃん側が意欲的に、かつ上手に吸い付き、飲むことが必要です。

さらなる分泌過多を防ぐためには

母乳分泌過多になる方の多くは、産後早い時期から顕著な乳汁分泌を見ることが多いので、基本的には体質によるものだと考えられるのですが、中には何らかの乳房トラブルの発症や産院での指導をきっかけに、赤ちゃんに飲ませる目的以外での搾乳の習慣がつき、人為的に分泌過多を起こしているケースもあります。産院で授乳後に「空《から》になるまで」といって搾乳することを奨励すると、母乳分泌が十分になってからもその習慣が残る場合があり、「まだ出る、まだ出る」と思っていると、オートクリンコントロールによってとめどなく出るようになります。また乳腺炎などを診た助産師が「母乳が溜まるのがいけない」と指導したため、毎回の授乳後に一〇〇ＣＣ以上搾乳していた母親を見たこともあります。乳腺炎が怖くて必死に搾乳することで、さらなる分泌過多を招き、乳腺炎のリスクを高めるという悪循環にはまってしまい、これから抜け出るのは非常に困難なことです。

分泌過多の対処としては、①過剰な搾乳をやめ、②授乳間隔をあけ、③冷罨法を行うのが有効です。

①単に産後初期の産院の指導により習慣的に搾乳を行っている場合は、分泌が良

くなったら必要ないことを説明するだけでよいのですが、乳腺炎の既往があって再発怖さに搾っている場合は、搾乳をやめると乳腺炎になると思い込んでのことなので、中止するようアドバイスしても受け入れられにくいものです。搾乳が分泌過多を助長することと、中止することで分泌量を減らすことができることを根気よく説明します。

②搾乳はしていないが分泌過多、というケースの多くは、授乳回数が多く、しかも乳房が張ったり母親が設定した授乳間隔以上にあいたりすると、眠っている赤ちゃんを起こしてまで授乳しています。赤ちゃん側に哺乳欲がない時には、形ばかり吸い付くだけで赤ちゃんはまたすぐ眠ってしまうので、有効吸啜が得られず、射乳反射ばかりが誘発されてしっかりとは飲み取られないため、残乳となり、トラブルの原因になり得ます。まずは赤ちゃんが求める以上に授乳することをやめ、赤ちゃんの哺乳欲に分泌量が釣り合うようにします。また、産後早期からの分泌過多で赤ちゃんがまだ頻回に吸い付く場合は、一回の授乳を片側のみにし、左右の乳房を交互に吸わせせます。それでも過多が続く時

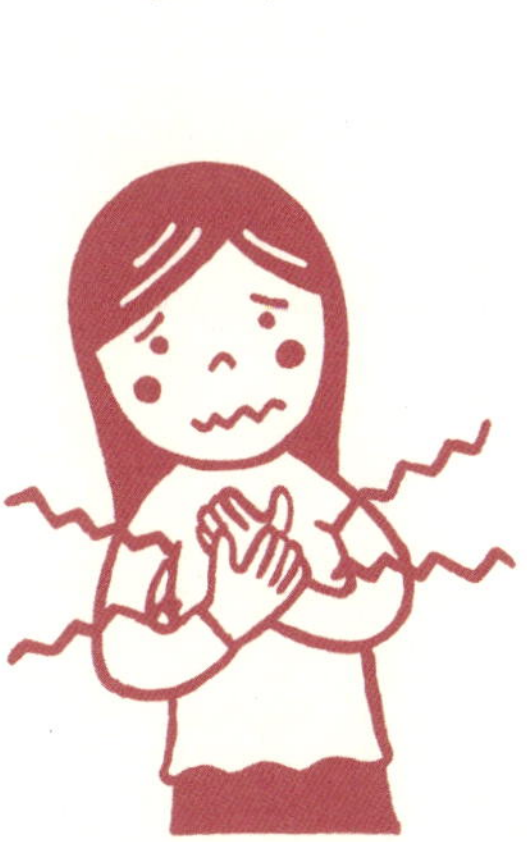

は、授乳ごとに左右を入れ替えず、右右左左というように、片側の乳房を続けて授乳します。結果、吸わせない乳房には乳汁が充満して乳腺の動きが止まるので、徐々に分泌量を落とすことができます。ただ、この方法はエンドクリンコントロールの時期には効果がなく、かえって異常な乳房緊満を誘発しかねません。分泌過多の既往があって産後早期から分泌のコントロールを望む場合でも、産後一〇日頃までは授乳を制限することなく、赤ちゃんが可能な限り頻回に授乳するのがセオリーです。

③搾乳をやめたり授乳間隔をあけたりすると、乳腺に乳汁が充満して分泌能を抑制することができますが、ある程度分泌が落ち着いてくるまでの間は、乳汁がボタボタ漏出したり、乳房全体が緊満したりします。それを防ぐためには、冷罨法が有効です。「おっぱいを冷やして」というと、キャベツなどの野菜を貼ったり、メントール入りの冷却剤を貼ったりする方がいますが、そのような方法では、本人が冷たいと感じるだけで、物理的に冷却することはほとんどできません。凍らせた保冷剤などを乳房全体に当て、しっかり冷やすと張りがらくになって、授乳や搾乳が待てるようになります。乳房の形に合うよう開発された専用の保冷剤も販売されていますが、たいていの家庭で一〇センチ角程度までの小さな保冷剤がいくらか保管されているものですから、あればそのようなもので十分事足ります。保冷剤一つひとつをガーゼなどにくるんでブラジャー

の中に入れるのが一般的な使い方ですが、なかなかきちんと固定できにくいようです。乳房をたっぷり覆えるサイズの乳帯を二枚重ねて着用し、間に保冷剤を並べるように入れて固定するのがお勧めです。

乳房の緊満が治まり、冷やさなくても授乳が待てるようになれば、赤ちゃんの求めに応じた、母親のやりやすいようなペースの授乳に戻します。ただし、生後二カ月頃までの赤ちゃんは食欲中枢が十分働いていない状態で、あげればいくらでも、吐きながらでも飲みますから、赤ちゃんが飲めるだけといっても、所要量程度というよりは、それよりかなり多く飲み、体重増加も四十五グラム／日以上で推移することが多くなります。その場合、食欲中枢が働きはじめる生後三カ月頃に、赤ちゃんの哺乳量が急に減ることがあり、その後も固形食の開始・進行に応じて哺乳量は減ってきます。その場合も相対的な分泌過多になりますが、一度分泌の調整を経験した母親は、その都度上手に対処できていくようです。

断乳の場合もそうですが、意図的に乳汁を停滞させ乳房を張らせることは乳腺炎のリスクを高めます。母親と赤ちゃん双方の体調が良く、行事などで忙しすぎない時を選び、服装もゆったりしたものにするよう注意しましょう。

2 頻回授乳

赤ちゃんが欲しがる時に飲ませていたら、ほぼ一時間おきの授乳になっています。へとへとだし、家事もできません。

生まれたばかりの赤ちゃんというのは、十分に哺乳していても、本当によく泣くものです。たっぷり飲み、抱かれている間はすやすや眠っているようだったのに、布団に降ろしてものの五分もすると泣きはじめます。抱いたり降ろしたり授乳したりしていたら、一日があっという間に終わり、気づけば家事もその他の用事もできないまま、という母親が少なくありません。特に産院や実家など、上げ膳据え膳の暮らしをしていたところから自宅へ戻って家事を担うようになると、母親の負担が心身ともに増え、慌ただしい暮らしぶりになるため、赤ちゃんと落ち着いて向き合うことができず、余計に泣かれることが多くなりがちです。たいていは、特に援助らしいことをせずとも、訴えを傾聴して大変さを労《ねぎら》い、励ましているうちに、母親自身が生活に慣れ、落ち着きを取り戻すことで改善してゆきます。ただ、頻回授乳の訴えには哺乳不全のケースも少なくないので、必ず赤ちゃんの一般状態を観察することが大切です。

●お母さんがらくになるひとこと

赤ちゃんがしょっちゅうおっぱいを求めるのはお母さんと離れてしまうのが不安だからです。赤ちゃんを身にまとうようにして暮らしながら、お母さんもしたいことができるように、工夫していきましょう。

訴えの背景にあるものは何？

赤ちゃんの体重増加や一般状態が良好で、哺乳不全が否定できるケースでは、母親の訴えを丁寧に聞き取り、母親にとって何が問題なのかを明らかにしていきます。哺乳不全を心配しているのか、よく泣かれたり頻繁に授乳したり抱っこしていなければならないことにいらいらしているのか、またはそのように感じてしまうことに罪悪感を持っているのか、家事ができないことで夫との関係に問題が生じているのか、頻回に授乳や抱っこをしていることで家族に非難されているのか、「授乳ばかりしている」という訴えの背景はさまざまです。

哺乳不全を心配している場合

哺乳不全を心配している場合、体重の推移を根拠に十分飲めていることを示します。現在、赤ちゃんの祖母にあたる世代の多くは、昭和三〇～四〇年代の、人

工乳全盛期に子育てをしており、「赤ちゃんは飲んだら眠るはずだ」という認識を持っています。ちょこちょこ起きて泣くのは母乳が足りないせいで、人工乳を足せばしっかり眠ると考え、母親に進言する方が多いのです。母乳志向の母親でも、実母や義母、また義母から背中を押された夫から再三にわたって人工乳の補足を勧められると、自信を喪失してしまいます。産院ではよく出るおっぱいだと褒められ、母親自身には頻回授乳もさほどの苦痛はなく、ただただ家族の横槍だけが問題、というケースもよく見られます。この場合は母子健康手帳などに母乳が十分足りている旨の書き込みをして渡したり、面倒を見ている実母に直接説明したりすると、納得が得られやすくなります。

哺乳についての心配ではない場合

哺乳についての心配ではなく、抱いていないと泣く赤ちゃんに対して、拘束感や振り回されていることへの苛《いら》つき、あるいは眠れない、腕が痛いなど身体的苦痛を感じる場合、さらに家事や母親自身がしたいことができないと訴える場合などは、授乳や抱っこの仕方を工夫することが役に立ちます。まず、授乳してもすぐ泣くと訴える場合は、たいてい、腕の中で赤ちゃんがトロトロと眠りはじめたばかりの時に布団に降ろし、目覚めて泣き出して、というのを繰り返しています。一度泣いてしまうと、抱かれただけでは泣きやまず、結局またおっぱいになってしまい、最初に授乳しはじめてから二時間もかかってやっと寝つく、という具合です。実は、赤ちゃんが泣いて飲みはじめてからしっかり寝つくまでには、普通三〇～四〇分以上を要します。その間は眠ったように見えていても降ろされると泣くので、授乳後、すぐに降ろさないで三〇分程度抱き込んでおくと、その後降ろしてもそのまま眠ってくれることが多くなります。急がば回れの精神で、授乳する時にはいろいろなリモコンや座ってできる趣味や家事の用具などを周りにそろえておくことです。また、最近ではさまざまな仕様のスリングや、それに類した抱っこグッズが市販されており、上手に使うと大変便利で、たいていの家事ができるようになります。ただ、スリングなどは使い勝手がわからず宝の持ち腐れになっている家庭が多いので、基本の使い方を指南すると大変喜ばれます。夜間や母親の疲労感が強い時には、添い乳で授乳すれば、授乳しながら休息が取れます。産院で授乳指導を受けていても、案外添い乳については知らないことが多いようです。哺乳痛が出ないよう、母親と向き合うよ

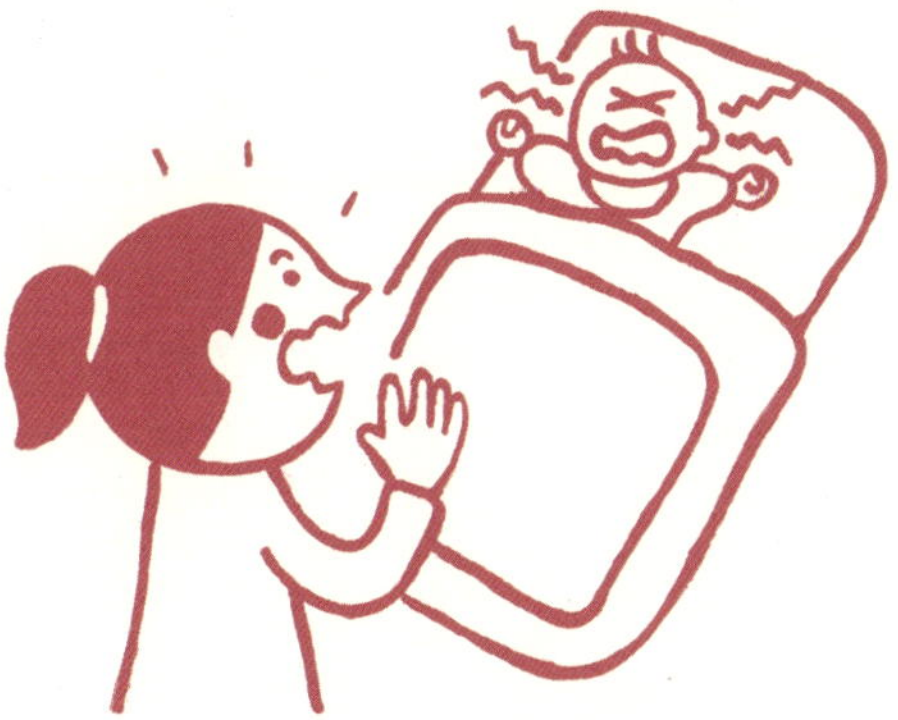

うに赤ちゃんをぴったり引きつけることを教えてあげましょう。

哺乳不全が疑われる場合

赤ちゃんの体重増加が少なかったり、黄疸が目立ったりと、哺乳不全が疑われるケースでは、授乳の観察が重要です。赤ちゃんの吸い付きが浅く、十分に乳汁が飲み取れていない場合、多くは頻回授乳以外にも、乳頭痛や授乳後の乳房緊満など、授乳がうまくいっていないサインが見て取れるものです。その場合は抱き方、吸わせ方など、授乳の基本を指導しなおす必要があります。また、母親の抱き方などには問題がなくても、赤ちゃん自身が癖のある吸い方をして有効吸啜にならないケースも多いので、一般的な指導で改善が見られない時には、吸啜トレーニングなど、より専門的なスキルのある、国際認定ラクテーション・コンサルタントなどにつなげる必要があるかもしれません。

乳腺炎で乳房が赤く炎症を起こしています。赤ちゃんに吸ってもらうと良くなると聞いてがんばっていますが、痛くてたまりません。何とかなりませんか?

乳房のしこり・痛みを主訴とする場合、軽度の乳汁うっ滞から膿瘍化した重度の乳腺炎まで、程度はさまざまです。まずは乳房と母親の全身状態を観察してその程度を見極める必要があります。しこりがあっても、熱感や発赤などの炎症所見がなく、悪寒、発熱、倦怠感などの全身症状が見られない場合は、乳腺炎の前段階と言え、速やかに溜まった乳汁を排出してしこりを解消すれば、乳腺炎への進行を防ぐことができます。しかし、すでに乳房の局所炎症所見や全身の感染徴候が見られる場合は、排乳するとともに、医師の診察と薬物治療を受ける必要があります。母乳育児中の母親には薬を飲みたがらない方がいますが、乳腺炎が進行して膿瘍化すると外科手術の対象になりかねず、薬が嫌などと言っていられる状況ではなくなるのですから、必要な治療は受けるよう促しましょう。また、抗生物質は、中途半端に使うと再発や耐性菌を生み出すおそれがありますから、熱や痛みがひいたからといって勝手にやめることのないように注意すべきです。

●お母さんがらくになるひとこと

乳腺炎は立派な病気です。医師に相談して治療を受けましょう。併行しておっぱいの詰まりを取ってあげると、ひどい痛みが取れ、治りも早くなりますよ。

乳腺炎治癒の早道は？

乳口の栓塞や狭窄により乳汁がうっ滞し、炎症を起こした場合、乳房に乳頭を頂点にした扇状のしこりができ、炎症の進行により圧痛、自発痛、熱感、発赤などが現れます。細菌感染を伴う炎症の場合は、母親の発熱、悪寒、倦怠感などの全身症状を呈します。またその頃には膿混じりの乳汁が排出されるようになり、最終的には膿瘍を形成し、自壊して収束します。どの段階であっても、乳腺炎治癒への一番の早道は、たまった乳汁や膿を排出し、新鮮な乳汁の流れを取り戻すことです。乳口のつまりを取る「オイル湿布」（八十九ページ図を参照）や頻回授乳または搾乳を指導し、しこりが軽減しない場合には、速やかに用手乳管開通手技・搾乳により排乳することが望ましいと考えます。

乳腺炎を起こすと、乳汁に膿が混じり、また見た目は普段と変わらない程度であっても、ナトリウムなどの成分が増えて味が変わります。赤ちゃんが嫌がって飲みたがらない時には、授乳前にいくらか搾乳して最初の射乳反射が終わってから飲ませると抵抗なく飲むことがあります。もしくは乳腺炎を起こしていない側の乳房（健側）を横抱きでいくらか飲ませ、赤ちゃんがやや落ち着いてから乳腺炎の乳房（患側）にスライドさせるようにして脇抱きで吸い付かせる、「スライド授乳」（八十九ページ図を参照）というやり方もあります。

ひどい乳房痛の場合は真菌感染を疑う！

真菌（カンジダ）による乳腺炎の場合は、明らかな乳汁のうっ滞やしこりはなく、熱感や発赤も見られない、ただひどい乳房痛だけを主訴とする場合がありまず。痛みの訴えが、「ビリビリするような」「針でグサグサ刺されるような」などと表現されることが多いのが特徴で、赤ちゃんの口内にカンジダ感染が見られる場合はわかりやすいのですが、そうでない場合もあります。多くは乳頭皮膚にもカンジダ感染があって、ひどい哺乳痛、接触痛、皮膚の浮腫、発赤などを伴います。産科または小児科の医師に紹介して抗真菌薬を処方してもらうのですが、医師の間では乳房の真菌感染についてまだよく知られていないようで、「そんなこと聞いたこともない」と言われ、処方を受けられなかったケースがありました。

実際は、母乳相談をしていればよく接する症状ですから、母乳育児支援に意欲的に取り組む産院や小児科医院にあたると、経験を重ねて治療実績もあることが多いので、乳房・乳頭カンジダの治療をしてくれる医師に出会えるかもしれません。

予防は正しいポジショニングとラッチ・オン

私はよく、「おっぱいはお母さんにくっついていますが、赤ちゃんのものです。赤ちゃんが上手に真面目に飲まないとうまくいきません」と言うのですが、乳腺炎の原因も、ほとんどの場合、赤ちゃんの吸い方にあります。風邪などで鼻が詰まり、口の端から息継ぎをするために浅くくわえて乳頭の先だけに吸い付いたり、吸い付いたまま何かに気をとられて顔を振ったり、吸い付いては「チュパッ」と勢いよく離してまた吸い付くなど、いわゆる「遊び飲み」をしたりすると、乳頭に亀裂やびらん、水疱、血腫、乳口炎（白斑）などを作ることになります。もちろんその時点で哺乳痛などが発生してトラブルが認知されることも多いのですが、母親が気づかなかったり、そのまま放置していたりすると、次には乳汁うっ滞や傷口からの感染をまねき、乳腺炎に至ります。乳腺炎の予防・再発防止は正しいポジショニングとラッチ・オンを徹底し、遊び飲みさせないよう、赤ちゃんの様子をよく見て空腹時以外の授乳を極力避けることです。

オイル湿布

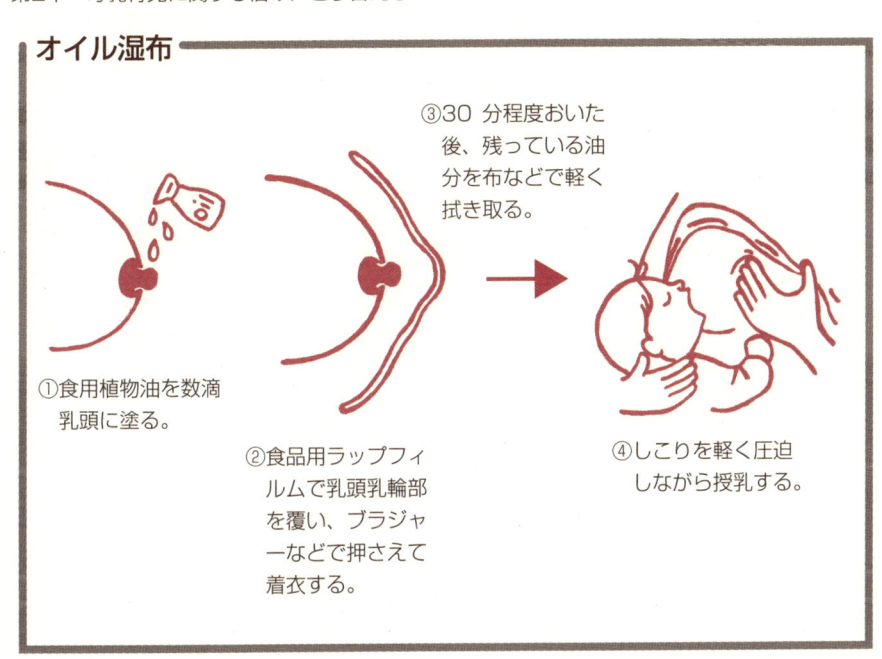

①食用植物油を数滴乳頭に塗る。

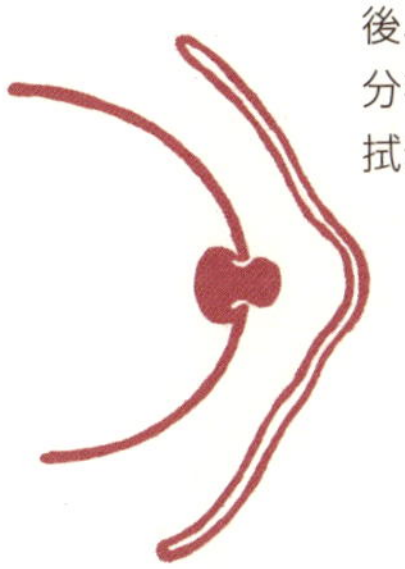

②食品用ラップフィルムで乳頭乳輪部を覆い、ブラジャーなどで押さえて着衣する。

③30 分程度おいた後、残っている油分を布などで軽く拭き取る。

④しこりを軽く圧迫しながら授乳する。

スライド授乳

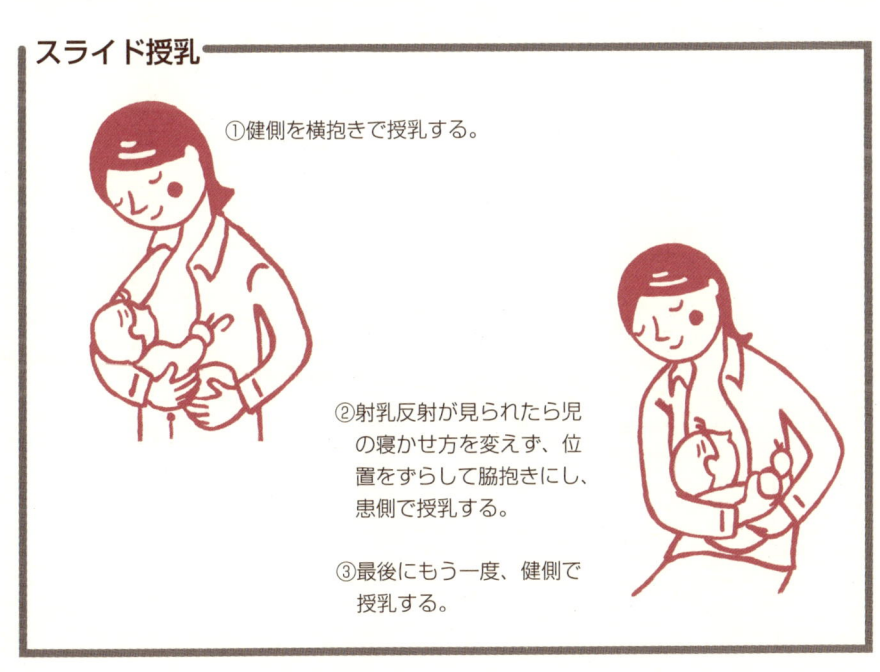

①健側を横抱きで授乳する。

②射乳反射が見られたら児の寝かせ方を変えず、位置をずらして脇抱きにし、患側で授乳する。

③最後にもう一度、健側で授乳する。

4 外出先での授乳

母乳育児を楽しんでいますが、いつでもどこでも欲しがるので、外出先では困ります。よい方法はありませんか？

十数年前、生後ひと月の娘を抱えて歩いていたら、見知らぬ人が通りすがりに「赤ちゃん連れて出てくるなんて」と聞こえよがしに言って離れていったことがありました。赤ん坊ひとり置いて出るわけにもいかず、「どうしろというの？」と思ったものです。当時に比べ、今の母親たちは軽々と赤ちゃん連れの外出をこなしているようです。上の子どもを幼稚園に通わせる母親の多くが、産院から退院するとすぐに新生児を抱えて園への送り迎えをしています。これを実現するために、一昔前と比べて格段によくなったと感じるのは、スリングと授乳服の普及です。この二つを組み合わせると、授乳できないところはほとんどないといっていいでしょう。最初の一〜二回、「えいやっ」と気合いで挑戦すれば、外での授乳は意外とできるものです。また、スリングに入れて歩くと、授乳なしに長時間待ってくれることもあります。商業施設のほとんどにオムツ換え台付きトイレが設置され、ベビールームや授乳室が一般化してきたこともありがたいことです。

●お母さんがらくになるひとこと

外でおっぱいが欲しくなった時のために、お子さんとブロックサインを決め、あらかじめ決めた場所以外では授乳しないことを、二人の約束にしましょう。ご飯やおやつだって、いつでもどこでもなんて、もらえないものでしょう？

秘密の暗号でのコミュニケーション

小さな赤ちゃんでなく、日常的に連れ歩くようになった子どもであれば、おっぱいに限らず、いつでもどこでも食欲を満たす必要はありません。車に乗ったら、買いものが一段落してベビールームに入ったら、など、ある程度は待たせることができるはずです。逆に、母親が何かしていると気を引こうとおっぱいを求めるような場合には、親子のコミュニケーションのあり方を見直す必要があります。手をつなぐ、顔を見て話しかけるなど、おっぱい以外にもお母さんとつながれる手段があることを教えてあげたいものです。

外で「おっぱい」と言われると、母親がばつの悪い思いをするような大きな子どもであれば、外出時の授乳についてあらかじめ約束をしておくとよいでしょう。言葉が話せるようになった子どもであっても、おっぱいが欲しい時には何かしらのブロックサインのようなもので知らせるようにすると、場所や人前を気にせず知らせることができます。すぐに応じてもらえずとも、母親に要求が伝わるということが、子どもにとって重要なことなのです。その点、言葉で「おっぱい」などと言うようにしていると、場所やシチュエーションによっては母親が恥ずかしいために無視したり、子どもの要求を悪いことのように応じたりしがちで、そのことが子どもを不安定に、また要求をしつこいものにします。要求だけでなく、母親の答えも、例えば「帰ってから」とか、「もうすぐ」とか、簡単にサインを決めると、二人だけの秘密の暗号のようで、子どもは喜んで応じるでしょう。

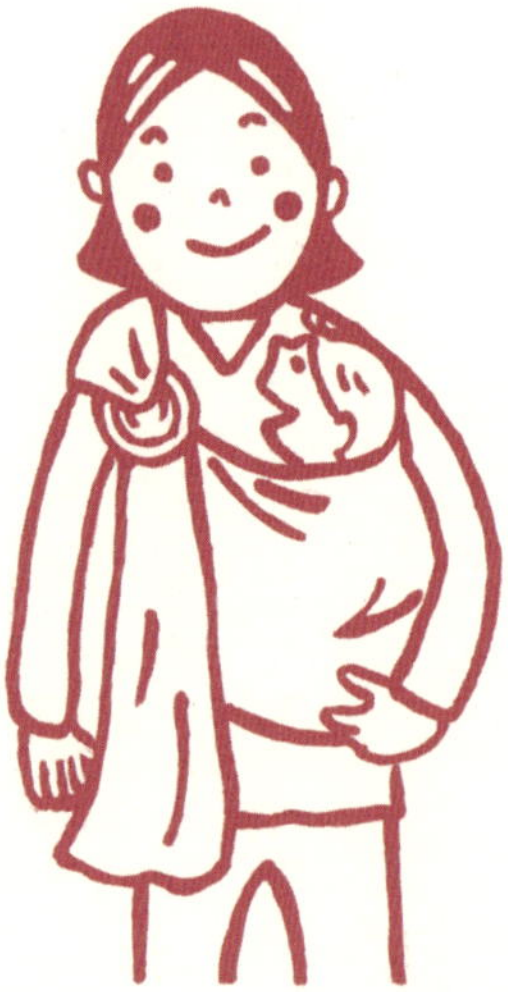

5 授乳法

母乳育児のうちの子は、哺乳瓶では飲まないので、人に預けることができません。いざという時にはどうしたらよいですか？

母乳のみで赤ちゃんを育てていて、ふと「この子は私がいないとどうなるんだろう」と考え込むことは、どの母親にもあることです。また、母親自身、子どもとまったく離れられないことに言いようのない拘束感や焦燥感を覚えるのも普通です。自分に何かあった時、また自分が子どもから解放されたい思いがどうにもならなくなった時、と考えると、母乳しか飲まない赤ちゃんは心配の種になります。母親によっては、そのような心配を抱かなくてすむよう、母乳分泌は十分であっても、あえて最初から混合栄養を選択することもあります。

●お母さんがらくになるひとこと

お母さんがいるところで、吸い良い乳首がそこにあるのに、わざわざ慣れないことを練習するような赤ちゃんはいません。お母さんはいないんだとわかり、本当にお腹がすいたら、どんなやり方でも飲みますよ。

誇りとプレッシャーを支えましょう

さて、母親が思う「いざ」というのは、どういった場合なのでしょうか。母親たちに問うと、「自分が病気になった時」「結婚式などに出たい時」などの答えが聞かれます。

母親が病気になっても、自宅療養できる程度であれば、ほとんどの場合、母乳育児はできますし、支障が出るのは重症で入院治療を受けなければならない時に限られます。つまり、赤ちゃんを数日以上手放して預ける必要がある時です。そのような時、多くの赤ちゃんは母親の手からだと哺乳瓶などまったく受けつけなくとも、母親がいない環境で強い空腹を覚えれば、問題なく飲むものです。

また、母乳を上手に飲む赤ちゃんは、たいてい小さなコップで液体を飲むことができます。搾った母乳を母親の目の前で小量飲ませてみせると、安心されるでしょう。

さらに、外出のために半日赤ちゃんを預ける場合、赤ちゃんが飲めないということは完全母乳の母親自身も母乳を出せないということです。そのような場合には、乳房の緊満や乳汁の漏出にあわてて駆け戻らざるを得なくなるのは必至、我慢が過ぎて、悪くすると乳汁うっ滞から乳腺炎を発症しかねません。赤ちゃんを置いて出るのではなく、どこへでも連れて出かける算段をするほうが賢明です。

母乳育児をする母親は、自分と自分の乳房が赤ちゃんの命を支えているという自覚にあふれ、強い誇りを持つとともにプレッシャーも感じています。その気持ちに寄り添い、いくらかでも支えになりたいと思っています。

カップフィーディング

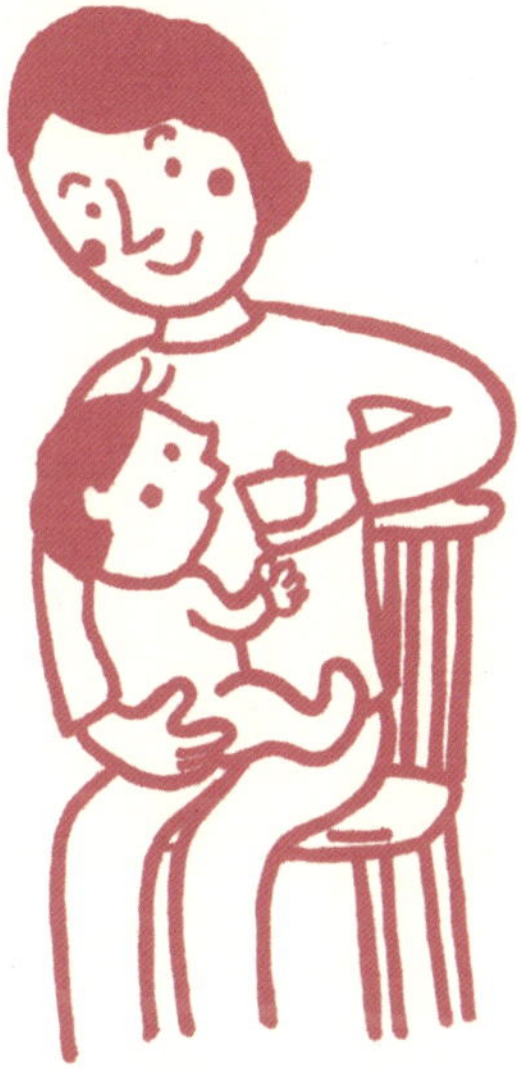

赤ちゃんを座らせるように頭を高くして抱き、少しずつ飲ませます。

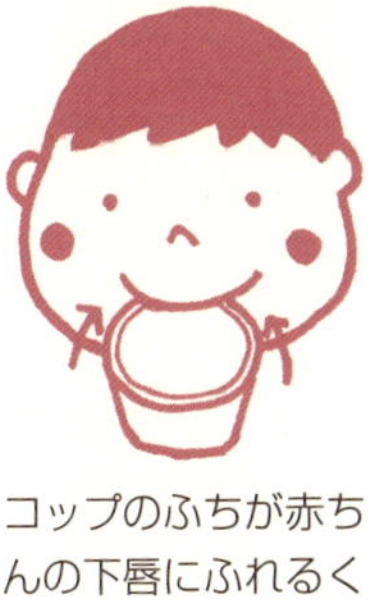

コップのふちが赤ちゃんの下唇にふれるくらいに。

6

離乳食

離乳食を始めましたが、まったく食べてくれません。無理に食べさせようとすると、むせたり吐き出したりします。

近年、母乳育児支援の浸透に伴い、離乳食（補完食）の開始時期は六カ月以降が推奨され、内容も鉄分の補足に重点が置かれるようになりました。しかし巷《ちまた》に溢れるレシピ本などの情報には、五カ月頃から始めるように、との記載もまだ多く見られます。

育児に関して「普通」から遅れたくない一心の母親は、本に五カ月からと書いてあれば四カ月後半から始め、「食べてくれない」と相談に来ます。子どもの側は母乳で十分充足して固形食を摂る準備ができておらず、「まだ要らないようですから、もう少し待ちましょう」と言って帰すと、一カ月後、二カ月後には人が変わったように食欲旺盛になることが多いものです。

このように、離乳食に関する相談の多くは、子どものニーズに頓着《とんちゃく》せず親が先走る形で進めることにより生じるもので、親側のはやる心を落ち着かせ、子どものニーズを見極めることができるような支援が必要です。

●お母さんがらくになるひとこと

赤ちゃんは食べたい時が食べ時、食べたくなければお願いしても食べてくれないし、食べられないのです。欲しそうになるまでじっくり待てば、喜んで食べてくれますから、親子とも楽しく食事時が過ごせますよ。

離乳食に関する相談には、①「食べてくれない」「いくらでも食べるので量がわからない」「日によって、メニューによって、食べたり食べなかったりする」などの量に関すること、②「同じものばかり食べる」「○○を食べない」など質に関すること、③「何時に食べさせるべきか」など習慣に関することなどがあります。

量についての相談

量に関する相談で一番多いのは「まったく食べてくれない」「受け付けない」というもので、主な月齢は四～五カ月、児の準備が整わないうちに開始したケースです。スプーンを近づけても口を開かない子、いったんは口に入れるもののすぐに「べぇ」と吐き出す子とさまざまですが、この時期には哺乳にかかわる反射が残っていて、固形物を口内に留められる段階にないことを説明し、「まだ準備

ができていないようですから、六カ月に入るまで待ってみましょう」と答えます。

また、月齢が高いのに受け付けない場合の多くは、薄い粥などの流動物を与えられた児がむせてしまい、食べられないでいることが多いので、「とろとろのものではなくて、軟らかいお芋のかけらなどの、もったりしたようなものにしてみては」と母親にアドバイスし、半固形物へと形状を変えると食べられるようになります。

いったんは食べていた子が急に食べなくなるケースには、からいものや口当たりの悪いものなどが与えられた、夏場の場合は汗をかいて哺乳欲求が高まるとともに固形物を摂らなくなった、口内炎などに伴って食べなくなったなど、さまざまな原因が考えられます。したがって、変化の前後に思い当たることがないか検討します。中には原因がわからず、これといった対処ができない場合もありますが、哺乳に問題がなければ食べさせることに固執せず、「また食べるようになる日が来ますから、少し様子を見て、家族は楽しそうに食事をしていましょう」と答えています。

このように食べなくなった時、また食べ過ぎやむら食いなどがある場合には、母親の訴えを傾聴して心配ないことを伝え、育児サークルに誘ったりして、いろいろな食べ方の子がいるということに気づく機会を与えるなど、児の様子を冷静に見られるよう援助しています。

質についての相談

食べさせるものについては、月齢を問わず、添加物への心配や、栄養バランスを考えて献立を立てるのに決まったものしか食べない、市販のベビーフードを使ってよいか、などの相談があります。

食材の質や添加物は、もちろん気遣えるものならそうすべきでしょうが、私は「赤ちゃんだからと特別に考えず、家族の健康を守るために日常配慮している程度で」と答えています。市販のベビーフードも最近はバラエティ豊かで品質も良くなっていますから、家計の負担などと折り合いをつけて上手に利用すればよいでしょう。その際、普段母親自身が調理しない食材や調理法のものを選ぶようにすると、家庭での料理にも参考になります。離乳食づくりを通して、ひじきなど普段使わない食材の扱いを覚える母親も多いものです。

また、同じものを毎食毎日食べたがることは珍しいことではなく、一定の時期が来ればほかの食べものに次々スライドしてゆきます。「食べものの味を一つひとつじっくり覚えているの

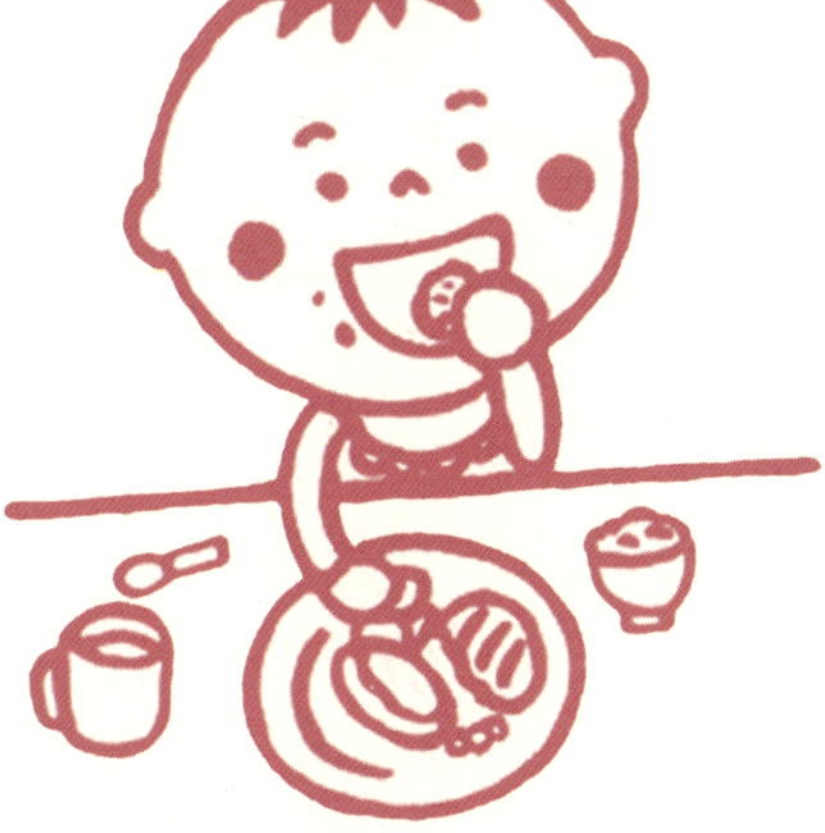

ね」と肯定的な評価をすると、母親も安心して子どもを見守れるようになります。

習慣についての相談

私が学生の頃には、離乳食は「一回食は午前十時、二回食は午前午後、三回食は朝昼晩の食事時」と習いました。また離乳食指南の本などにもおおむね似たような記述がされていることが多いのですが、私が聞かれた場合には、「あげやすい時、子どもがよく食べる時があげ時」と答えています。また極力、子どものためだけに鍋釜を使って調理することなく、家族の食事からの取り分けで賄《まかな》うことを推奨しているので、家族の食事時に同時、または前後して与えるのがよいと考えています。まずは家族が食事を楽しむ姿を見せ、人間本来の「食べたい」という欲求を自然に引き出すことが大切でしょう。

ただし、家族歴などから重篤なアレルギーが疑われたり、すでにアレルギーを経験したりしている子どもに対して新しい食材を試す場合には、医療機関への受診の可能性を考慮して早い時間に限定することが必要かもしれません。

どの相談にも言えることですが、小さな子どもの食事行動というのは「育ち」について綿密に組まれたプログラムの中にあって、必ず意味のあることだと信じ、おおらかに見守る姿勢を持ってあたりたいものです。

こんなサインは要注意！

児が極端に嫌がる食材にはアレルギーの可能性を考慮します。児に極端な痩せが見られる場合、ネグレクトを考慮して食事場面を観察しましょう。

7

職場復帰と母乳育児

もうすぐ職場復帰です。子どもが自然に卒乳するまで母乳育児を続けたいのですが、働きながら母乳育児はできますか？

我が国は、女性が結婚や出産を機に退職する割合が高いのが特徴とされてきました。しかし近年、少子化対策のために育児休暇取得が推奨され、すでに多くの職場で退職せずとも一定期間子育てに専念することができるようになってきており、遅い歩みながら「子どもも仕事も」という選択をする母親が増えることが期待されます。

また、母乳育児中の母親が職場復帰をする場合、しばらく前までは事前に断乳して臨むのが一般的でしたが、母乳育児支援の広がりにより、冷凍母乳の取り扱いを請け負う保育園が出てきたり、性能の良い搾乳器がレンタルできたりするようになり、母親に意欲があり周囲の理解に恵まれれば完全母乳のまま復帰することも可能です。ただし、働き方や周囲の支援のあり方はさまざまですから、まずは母親自身が復帰後のプランをどのように思い描き、何に困っているかをよく聞き取り、個々の事情に合った提案ができるよう、柔軟に考えましょう。

●お母さんがらくになるひとこと

おっぱいはフレキシブルなものです。少しずつ慣らしていくと、飲ませたい時間にだけ出るようになります。好きなだけ続けることができますよ。

産休のみで職場復帰する場合

職場復帰で一定時間子どもを預けるといっても、子どもの月齢によって対処は大きく変わります。

まず、産休のみ取得し、産後八週から復帰する場合、もしくは赤ちゃんがほとんど母乳しか飲んでいないうちに復帰する場合には、預けている間に赤ちゃんに母乳を飲ませるかどうかを選択する必要があります。

保育園などでは冷凍母乳バッグの保管解凍を請け負わず、一律人工乳のみ対応というところも多いのですが、一部の保育園や家庭で祖母が赤ちゃんを見る場合には母乳だけで育てることも可能です。その場合は、母親が仕事の合間を見て搾乳する必要があります。最近では性能の良い搾乳機が購入またはレンタルできるので、情報提供するとよいでしょう。復帰するしばらく前から搾乳を始め、ある程度のストックを作っておくとともに、母乳バッグの扱いに慣れておくと安心し

てスタートできます。母親が家庭にいる間に赤ちゃんに対して哺乳瓶などで授乳を試みてもうまくいかないことが多いので、そちらはぶっつけ本番と腹をくくることです。

復帰後しばらくはなるべく頻回に搾乳し、徐々に間隔をあけてゆくと過度の乳房緊満や乳汁の漏出を防げます。職場で搾乳する時間と場所、冷凍庫などが確保できるよう、あらかじめ交渉しておく必要があります。

育児休暇取得後の職場復帰

子どもがある程度食事が摂れるようになってからの復帰なら、母乳バッグなどはほとんど必要ありません。最近では育児休暇をとって子どもが一歳になってから復帰する母親が多数派ですから、預け先ではご飯とお茶で乗り切り、母親が在宅している間だけ母乳を飲ませればよく、搾乳ももっぱら母親の乳房緊満を解消する目的で行います。この場合も、復帰後しばらくはなるべく頻回に搾乳し、徐々に間隔をあけていくとよいでしょう。冷罨法を併用すると速やかに分泌が収束します。日中飲ませないことで分泌が悪くなり、母乳を飲ませられなくなるのではと心配する母親も多いのですが、実際は、子どもが意欲的に飲む場合は母親が在宅する時間帯には十分分泌が保たれます。子どもが母親から離れることに慣れると、徐々に卒乳に向かうケースもありますが、母親の顔を見るなりおっぱいをねだり、復帰以前より意欲的に飲む子どものほうが多いように感じます。かえって、夜間の授乳が復帰以前より頻回で、母親の疲労感を誘い、復帰後しばらくして母親のほうからやめるケースがよくあります。

集団保育に入ってから数カ月間は、子どもが始終熱や鼻水を出したり下痢をしたりで、緊急なお迎えの要請が度々あるのが普通です。それを見越して、いざという時には早退が可能なように職場に協力を求めるなり、実家やシッターサービスと連携を取っておくことが必要です。母乳育児はそういった子どもの日常起こる体調不良を軽減するためにも役立ち、母親の職場復帰の役に立つことも知っておきたいものです。

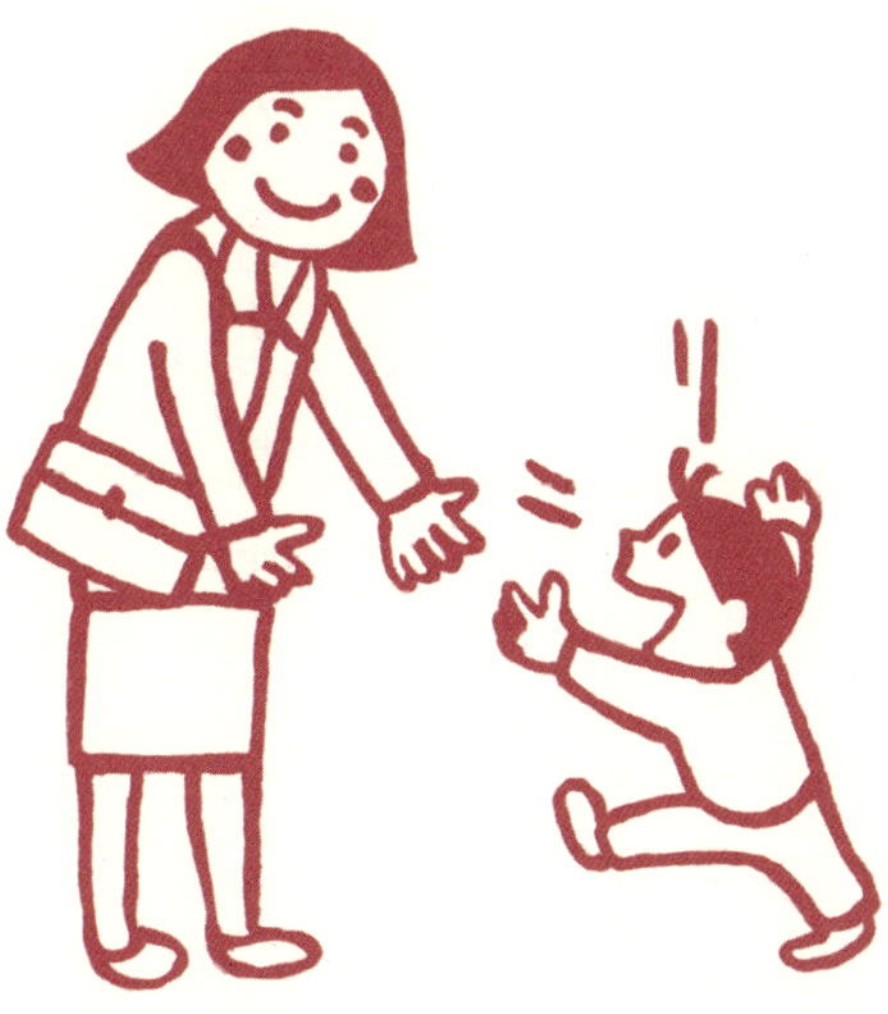

8

卒乳

うちの子はおっぱいが入眠剤。このままだと卒乳できるか心配です。いつまで飲ませていてもよいのですか？

子どもにおっぱいをあげなくなることを、一〇年ほど前までは「断乳」と呼ぶのが普通でしたが、最近では「卒乳」という言い方がポピュラーになりました。といっても、両者を区別して、母親主導でやめる時に断乳、子どもから飲まなくなってやめる時を卒乳と呼び分ける方もいるようです。いずれにしろ、子どもはいつかおっぱいを飲まなくなります。栄養という観点から見れば、おおむね大人と同じ食事が摂れるようになれば母乳は必要ないわけで、子どもによって幅はあるでしょうが、普通なら生後十一カ月過ぎから一歳半頃までにはそうなるでしょう。

しかし、ユニセフやアメリカ小児科学会など、複数の権威ある団体が、子どもが二歳になるまで、あるいはそれ以上母乳を続けることを推奨しており、我が国でも母子健康手帳の一歳時の質問項目から離乳の完了を問う設問が削除されるなど、母乳を長く続けることが良いことと見なされてきています。私の周りでも二～三歳まで母乳を飲み続ける子どもが珍しくなくなりました。

●お母さんがらくになるひとこと

日中のおっぱいがいらなくなったのなら、もう卒乳していると考えていいでしょう。寝かしつけのおっぱいは別もので、子どもからやめることはまずありません。お母さんがやめたくなった時がやめ時です。

いつまでおっぱいをあげるべき？

母と子の絆、免疫学的な利点など、長期授乳には親子にとって利することも多いので、母親がよしとするならいつまで続けていても問題はありません。ただ、周囲の母親たちを見ていると、卒乳という言葉に、いかにもある日、子どもの側から「もうおっぱいはいらないよ」と言い出す日が来るかのような期待を持ってその日を待ち焦がれている、そんな方が多いように感じます。昨今の多くの母親たちは、子どもに関して「食べてくれない、寝てくれない」という言い方をし、「食べさせてやる、寝かしつける」という感覚ではないので、卒乳という言葉のニュアンスもあって、母乳を子どもが欲しがる限りやめられないと思う方が多くなっているようです。私は、「いつになったら卒乳できるんでしょうか」と聞かれたら、「親子のどちらかがやめたくなったら、やめればいいと思いますし、やめようと思えばやめられるものですよ」と答えています。すると、もちろん「い

つでもやめられるのなら、もう少し楽しみます」という方もいますが、「私はとっくにうんざりしているんです」とか、「誰かにもうやめなさいって言って欲しかったんです」などという方も結構いるのが現状です。

寝かしつけのおっぱいと授乳は別のもの

特に最近目立つのは、食事は十分摂れており、日中はまるきり欲しがらないが、おっぱいを吸いながらでないと寝られない、というケースです。母親としても寝ぐずられて延々泣かれるより、吸い付かせさえすれば寝つくのですから簡単にすむように感じられ、ほかの方法で寝かしつけようと考えもしないことが多いのです。しかし、子どもは一晩に三～四回以上目覚めるのが普通で、目覚めた時に寝ついた時と状況が違うと困惑して泣くので、おっぱいで寝かしつけると多くの場合、夜間に何度も吸い付かせなおす必要が生じます。最初におっぱいなしで寝かしつけることができれば、子どもは目覚めてもおっぱいを探さないでまた寝つきますから、母親は起こされずにすむことが多くなります。この、寝かしつけのおっぱいと、日中の授乳とは、まったく別のものと考えたほうがよいと思います。どれだけご飯を食べても、寝かしつけのおっぱいを子どもの側からやめることはほとんどありません。年齢の高い子どもで母乳をやめることを本人が納得し、成長の証《あかし》として望んでいる場合でも、眠たくなれば泣いて吸いたがることがよくあります。これぱかりは泣かしてもやめさせるという、親側の覚悟がどうしても必要なのです。たいていは、最初の晩こそかなり泣かれて大変ですが、次の晩には泣き声もトーンダウンし、三晩目にはまったく泣かなくなるのが普通です。

授乳をやめると、多かれ少なかれ乳房の緊満が出ますから、冷罨法や軽い搾乳で圧を抜きつつ分泌が収まるのを待ちます。授乳の回数や母乳の分泌が多いところからいきなりやめるのは乳腺炎などのリスクが高いので、できれば段階的に、一～二週間ごとに一回程度授乳回数を減らしてゆき、日に一回か二回になったところでやめるのが望ましいでしょう。

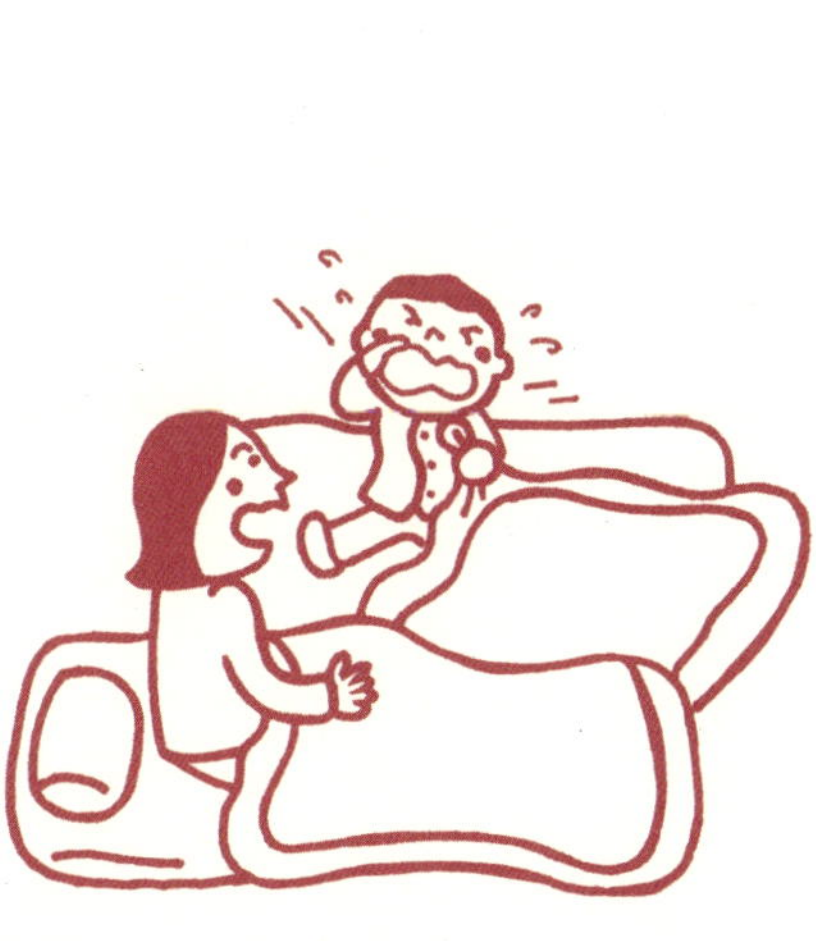

第3章

母親自身と家族関係に関する悩みにどう答える?

産後一カ月、母乳育児は順調ですが、「赤ちゃんのため」と思ってついつい食べ過ぎてしまいます。産後太りも心配だし、お腹まわりのたるみも気になります。母乳育児とダイエットって両立できますか？

一昔前、「お母さん」といえば、ふくよかで、清潔ではあっても洒落《しゃれ》っ気のない、そんなイメージだったと思います。ところが、昨今では育児雑誌のグラビアを思わせるようなお洒落な親子連れが珍しくなくなりました。

読者参加型の育児雑誌などでは、「お母さんに見えない」というのが一般の母親に対する褒め言葉として使われます。「そう言われるのが一番嬉しい」というコメントには隔世の感がありますが、身近な母親たちを見ても、確かに一〇年、二〇年前と比べると格段に「綺麗に」なりました。「子どもを産んでも痩せていたい、綺麗でいたい」という願いが、芸能人でも生粋の洒落人でもない、普通の母親たちの中にも切実なものとなってきているのを感じます。妊娠中や産後の体重管理が、健康管理からビジュアル志向にシフトした今、医療者側には行き過ぎたダイエットに歯止めをかけ、正しい栄養管理を伝える必要が出てきています。

●お母さんがらくになるひとこと

「お腹が空いたなぁ」と思ってから食べて普通に動いていれば、妊娠中に付けたお肉はおっぱいに溶けて赤ちゃんがきれいに吸い取ってくれます。バランスよくおいしく食べて、赤ちゃんと一緒に気持ちよく散歩しましょう。

産後のダイエットは本当に必要？

インターネットで「産後のダイエット」を検索したところ、一六〇万件もヒットしました。最初の数十件を見てみると、これが驚くほど似通った内容です。ダイエットの方法、商品案内、ダイエット成功者のコメントや日記、ダイエットレシピなど、これほど似た内容でこんなにたくさんあっても、と感じるほどです。そこでは産後にダイエットすることが必須として語られています。自然の摂理として妊娠中に蓄えられた脂肪が母乳育児に使われることには触れられていません。そしてそのほとんどがダイエット用食品や補正下着、骨盤矯正用具などの販売元によるサイトであり、そこにあるのは「普通に暮らしていては太ったままになりますよ、ダイエットにはうちの商品がぜひ必要ですよ」というコマーシャルメッセージです。いったい、産後のダイエットは本当に必要なのでしょうか？

私は名古屋市で助産所を開業しています。助産所といえば一般に体重管理に厳

しいと思われがちですが、実は、私の助産所ではふつう、妊婦健診で体重は測定していません。それは、こちらがあれこれ言わずとも、たいていはご本人たちが十分すぎるほど気にしているからです。私から見ると、妊娠中に一〇キロから十三キロくらい増やしてくれるほうが安心して母乳育児を勧められる気がしているのですが、結局はそれを下回る方が大半です。厚生労働省の調査でも低出生体重児の増加の背景に妊婦のダイエット志向があると推定され、「痩せ型妊婦」が産む低出生体重児の割合が全体の約二倍であるとして、妊娠中のダイエットに警鐘《けいしょう》を鳴らしました。

どうする？ 産後のダイエット

経験上、普通に母乳育児をしていると、産後三カ月くらいまでは子どもが体重を増やす倍以上のスピードで母親の体重が減っていきます。特に腰回りの脂肪がみるみる落ちるので、乳房が大きくなっているのと合わせて、グラビアアイドルも顔負けの体型になる方が珍しくありません。たいていは三カ月を過ぎると体重減少が底を打ち、横這いになります。この頃に子どものほうも体重増加が緩やかになるので、授乳量がピークを過ぎるのだろうと考えています。子どもが固形食を摂るようになると母親が体重を戻しはじめることが多く、つまりは授乳量とぴったりリンクしているという印象です。

授乳中は常に空腹感があって自然に食事量が多くなっているので、断乳・卒乳に際しては習慣的に食べるのではなく、空腹感を感じてから食事を摂るようアドバイスしています。習慣的な大食を防ぐために、例えばご飯用の茶碗をひとまわり小さくするだけでも意識できるようになります。

妊娠中・産後を通して、体重が増えすぎていると感じる方には食事の栄養バランスが悪い方が目立ちます。一食一品のみの食事や菓子類、果物を食事代わりにする、炭酸やジュース類を水代わりに飲むなどの習慣があると、カロリーが足りていても栄養素の不足を補おうとして空腹感がつきまとい、過食に陥りやすいのです。「肥満は栄養失調」と言われるとおりです。米飯と簡単な常備菜を推奨し、「一食に三皿並べて食べよう」などを合い言葉にしてはいかがでしょうか。

逆に、ここ数年は玄米菜食などで極端にカロリー不足となり、妊娠中から急激な痩せに陥る母親が散見されます。この場合も食事内容を聞くと非常に偏っていますす。本人は良かれと思ってのことなので、かえって是正が難しいと感じています。

また体重は落ちたものの、お腹がたるむ、腕が太くなったなど、気にしはじめれば悩みは尽きません。ゆるんだ

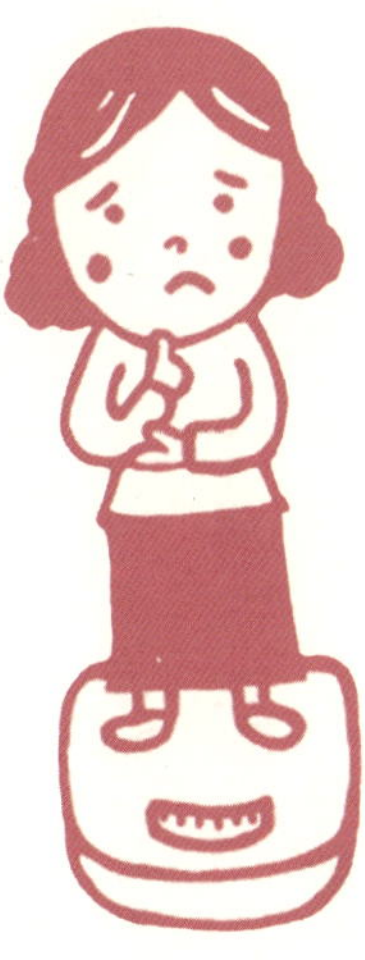

腹を押し込むのは腹筋以外にはなく、ごく軽い腹筋運動を地道に続けるのが唯一の対処法です。そう言うと皆「できない」と言うのですが、子どもを腹の上に腹這いにして顔を見合わせて遊んだり、膝の上に抱いて揺すったり、案外と知らずにやっているものです。子どもが小さなうちは外遊びする子を追いかけ回したり、一日に何度も抱き上げたりとトレーニングジムに行かずとも、子育てには運動の機会が豊富にあります。

補正・矯正用の下着やニッパー類使用の是非についてもよく質問されますが、それで体型が恒久的に良くなるわけではなく、外せば元どおりなのですから、そうと知って買うならよいのでは、と答えています。ただし、出産直後で子宮が大きい時に、ニッパーやガードルなどきつすぎる下着を使用すると血行を阻害するので避けてほしいものです。また堅いワイヤー入りやカップが小さすぎるブラジャーは乳房を圧迫してしこりや乳腺炎の原因になり得ると言われています。

子どもが小さいうちは洗濯機に放り込める服しか着られず、アクセサリーも最小限になります。そんな中でも工夫して少しでも綺麗でありたいと努力する母親たちはあっぱれです。しかし、手段と目的が反転し、綺麗でいるために暮らしがおろそかにならないようにと願っています。

こんなサインは要注意！

極端な痩せには過食嘔吐や下剤の常用に注意しましょう。急激な痩せに不眠など睡眠障害の訴えがある場合はうつを疑って経過を観察しましょう。

◆参考文献
（1）ラ・レーチェ・リーグ・インターナショナル編「食生活」『改訂版　だれでもできる母乳育児』大阪、メディカ出版、二〇〇〇年、二三一〜三四頁
（2）読売新聞、二〇〇五年五月九日

夫との関係

2

私ばかりが育児に躍起《やっき》になって、夫は子どもが生まれる前とまったく変わらず趣味や付き合いに明け暮れています。これって不公平！

出産とは、単に家族が一人増えるだけでなく、夫婦関係・暮らし方の転機でもあります。結婚以来、夫婦で家事をシェアしてきた場合でも、出産を機に妻が退職する、育児休暇を取るなど、妻が全面的に育児を担う前提で準備する家庭が多く、在宅時間の変化に伴い子どもの世話以外の家事もまたすべて妻の肩にかかるケースが大半です。

育児中の母親はよく、「夫が手伝ってくれない」「私ばかりが育児に躍起になって、夫は子どもが生まれる前とまったく変わらない暮らし(趣味・付き合いなど)なのは不公平」と嘆きます。

現代の妻は、一般に、子ども時代に家事参加なく育ち、不慣れなため家事に対しての負担感が大変大きく、旧来の性役割意識に馴染《なじ》みが薄いのに対し、夫はその多くが一世代前の母親を見て育って、母親が家事・育児の一切を切り盛りするのに疑問を持ちません。このギャップを自覚して歩み寄ることが必要です。

●お母さんがらくになるひとこと

男の人は、「おだてて使う」が基本ですよ。結婚する時に、きっと「この人を一生守る」と決心してくれたはずなんだから、甘えて、おだてて、頼ってあげれば、きっと力になってくれる、そう信じましょう。

男女間の認知・思考パターンの違い

新生児訪問や育児相談に携わる中、育児不安・母乳不足感などの訴えに混じって表出される疲労感、閉塞感、夫への不満などは、相談を受ける側には取るに足りない愚痴に聞こえ、聞き流してしまいがちです。しかし、その対応こそが日々夫に感じる不満に相通じるものかもしれません。

慣れない育児をする中、頼りは夫とばかりにあれこれ頼みごとをするのに、思うようにやってくれないばかりか、一日家にいるのにそれくらいのことができなくてどうすると喧嘩になって、とはよく聞く話です。また、仕事が忙しい夫に気を遣い、あれもこれも自分がきちんとやらねばと気ばかり焦って結局何一つ満足にできず、泣く子を抱えてノイローゼ寸前、というのも珍しくありません。どちらの夫も家事・育児を妻に押しつけて知らん振りの非道な夫なのかというと、そうではありません。単に「何をどうしてよいか、わからないから手が出ない」だ

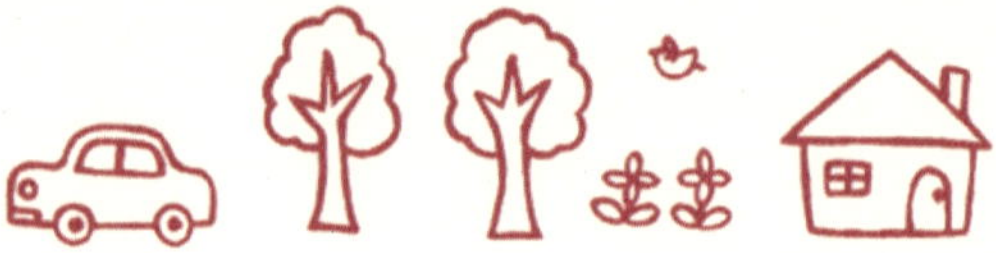

けのことが多いのです。

また、一般に、男性は問題提起には感情移入せず解決策を講じようとし、ただ愚痴を聞いてもらって大変さをわかってほしい妻の感情に寄り添うことができずに不信を買いがちです。

このように、妻が抱く夫への不満はその個人のパーソナリティーや個々の事情を越えて、男女間にある認知・思考パターンの違いに端を発することが多く、その意味ではあって当然のことと言えます。

訴えに対しては、まず異議を差し挟まずに傾聴することです。現状として夫婦間のコミュニケーションはどのように行われているか、妻の不満が夫に伝わっているか、夫に戦力になるほどの家事能力があるのか、相談者が話しやすいよう相《あい》槌《づち》を打ちつつ、それとなく聞いていきます。その際、「何もしてくれない」などの抽象的なことでなく、具体的に何をどのように頼んで、結果がどうだったかを聞いてみましょう。行き違いの多くは頼みごとそのものでなく、頼み方と結果の受け止め方によります。

例えば、ある春先のこと、妻が夫に買いものを頼みました。普段行き慣れないスーパーマーケットでメモを頼りにさまざまな雑貨や食材を整えて意気揚々と帰った夫に対し、「どうして茶色い玉ネギを買ってくるの？ 新玉ネギがあったでしょう？」と言ったがために、以降夫は買いものに行かなくなりました。これは新生児訪問の際に聞かされた実話です。主婦としては、店先に山と詰まれたはずの旬のものを無視して店の奥から茶色い玉ネギを選ぶことを愚行と感じるのは当然です。しかし、普段料理をしない男性にとって、玉ネギといったら茶色いものなのです。買いものメモに一言「玉ネギ、あれば新玉ネギ」と書いてあれば、帰ってきた夫にメモにそう書いたことは忘れたように「あら、新玉ネギね。これ美味しいのよね、旬のものだから」と声をかけていれば、彼が次に買いものに出かけた時にはまず店先のワゴンから品ものを探すようになったでしょう。

褒めて夫を育てる

「褒めて育てよ」とは子育てによく言われることですが、夫を家事上手に仕立て上げるのも妻の褒め上手あってのことです。私は「夫にものを頼む時には相手を五歳児だと思え」と言っています。子どもに家事の手ほどきをするのに適した年齢は四～五歳からです。簡単なことを一つだけ頼み、できなかったことは指摘せず、できたら褒めて感謝する、これを繰り返して徐々に難しいことに挑戦させ、家族のために貢献する力と喜びを育んでいきます。このテクニックをそのまま夫に対して使うと、子ども以上の効果があります。私は「男の人はね、三〇になっていても五歳の子どもと同じ、褒められれば頑張るし、けなすといじけてやらなくなってしまう。女ならあんまり褒められたり感謝されたりすればまたやらせる気だろうと勘ぐるのに、そこで素直に喜ぶのが男の人のかわいらしいところなの。だから、安心して褒めちぎって大丈夫よ」と言います。これを読んでいる男性方は馬鹿にされたように感じられるかもしれませんが、きっと思い当たるところがあるはずです。世の男性陣が夜の街に落とすお金の大半は、このようなリップサービスに対する代価に違いないのですから。

妻側は男女平等、家事だって等分にシェアして当たり前と思いがち、夫側は相手は女、家事などお茶の子さいさいで男の出番などないはずと思いがち、喧嘩をしても平行線です。ただ、男の沽券《こけん》など女次第で緩むもの、「私が沐浴するより気持ちよさそう」「パパに抱かれるとよく笑う」「あなた器用ね」「大変だけどあなたに聞いてもらうだけで気が晴れる」「ありがとう」などの一言がどれほどの効果を生むか、一度試してみては、と提案しましょう。

こんなサインは要注意！

「私がいけない」「私ができなくて」などの言葉がたくさん聞かれる場合は、ドメスティック・バイオレンスの可能性に注意しましょう。

「何もできない」「やる気が起こらない」などの訴えに睡眠障害が伴う場合はうつの可能性があります。

姑が子育てに何かと口出しをしてきます。ジェネレーションギャップを感じることばかりでわずらわしいし、もううんざり！

嫁姑といえば仲が悪いもの、お互いが陰口三昧《ざんまい》、面と向かえば衝突ばかり、というのは、もう古い話のようです。もちろん、赤の他人が突然「おやこ」となり、さまざまな生活シーンを共に過ごせば、摩擦や軋轢《あつれき》はあって当たり前です。しかし、気に入らないなら付き合わねばよいとばかり、核家族化が進行した現在では、お互い波風立てることなく和やかな、そのぶんよそよそしい嫁姑関係が目立つようになっています。ただ一つ、例外的に悶着《もんちゃく》の元となるのが出産・子育てに関することです。何しろ生まれてくるのは大事な孫、妊娠したとたんに疎遠だった姑から頻々《ひんぴん》と連絡が来る、出産直後から姑が母子のそばを離れないなど、その存在感が大きくなってきます。普段付き合いが薄いだけに気心が知れず、嫁には姑のもの言いのいちいちが心底煩わしく感じられるものの、付き合わずにすむ相手でもなく、良かれと思っての気遣いであれば無下《むげ》にもできず、ストレスは溜まるばかりのことが多いようです。

●お母さんがらくになるひとこと

完璧な子育てなどないことを、子育ての先輩はよく知っていますよ。ましてや育てていたのはこの子の父親、困ったことも癖も、実は同じかも。相談してみれば良いヒントが出てくるかもしれませんね。

昨今の嫁姑関係と母親の本音

一昔前、テレビドラマで嫁姑がテーマと言えば、お互いの価値観を振りかざして真っ向対決、ぶつかり合う中で実の親子にも劣らない情愛を築く、といったものでした。結末こそ見果てぬファンタジーだとしても、かなり近しい間柄として嫁姑が描かれていました。昨今のドラマでは、同居でも近くに住むでもなく、たまに訪れる夫の実家で価値観の違いに翻弄《ほんろう》される、疎遠な姑が一時的に転がり込んでくるなど、「姑＝トラブル」という描き方がよくなされています。

もちろん現在でも同居の嫁姑がないわけではありませんが、核家族が当たり前となった都市部では子世帯の経済的理由から親世帯の世話になるケースが多く、「親は大家と割り切って暮らしています」などと、家族の情愛とは違った結び付きを感じます。また長期的な三世帯同居や親世帯との近住には妻の親とが一般的になり、「マスオさん」も死語となったようです。

試しにインターネットで「嫁姑」を検索したところ、四十三万件もヒットしましたが、そこでの書き込みも同居の嫁姑トラブルは少なく、「お姑さん、貴女《あなた》が来ると子どもが夜泣きします」「無用な干渉はご遠慮願います」など、普段から疎遠な姑をさらに敬遠する内容が大半です。

私の周りの「お嫁さん」たちも、まさに同じ。「夫の実家に行くのが苦痛、でも我が家に来られるのは真っ平なので孫の顔を見せに出かけていく」「子どものひとり歩きが遅れ、やっと歩けるようになって一番嬉しいのは、姑から毎晩のように電話がかからなくなったこと」と、どちらかと言えば姑側に気の毒なコメントがよく聞かれます。

しかし、よくよく聞けば決してお姑さんを嫌っているわけではなく、「良くはしてくれる」「気を遣っているのはわかる」と言いつつ、何かと気を遣うのに疲れるので関わりたくないのが本音のようです。

子どもが小さく子育てに奮闘する時期は、祖父母にとっても孫が一番かわいらしい頃でもあり、会いたがって当然とは思っても、母親には子どもの仕草一つひとつを品定めされ、子育ての正否を判定されるような気がするものです。子どもの様子に気がかりがあれば当然干渉の度合いも強くなるとの危惧から、子どもを囲い込むようにして悩みが深くなっていく悪循環に陥っている場合があります。

他人から見ていると、実の母親よりもむしろ姑のほうが、批判を差し挟まず良い

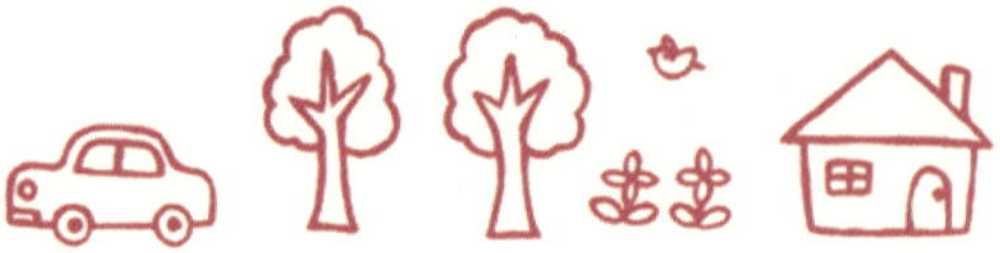

相談相手になる場合が多い印象があり、それはやはり義理の間柄で言葉の使い方にも遠慮や配慮があるからでしょう。姑の側も昨今はトラブルを避けて干渉しないよう心を砕いており、そういう方は何かしら頼られるのを心待ちにしているのです。

世代こそ違え、子育ての悩みにさほどの変わりがあるはずもなく、ましてや育てたのが子どもの父親となれば、育ち方の癖や反応に似たところも多いはずです。無理して良くできた嫁、完璧な母親になろうとせず、お姑さんもサポートの一助としていきたいものです。

世代間ギャップはどう克服する?

ただし、嫁姑というよりは実の母親を含め、世代間のギャップというものは厳然としてあります。子育てのやり方は流行《はや》り廃《すた》りが激しいもので、十年違えば方法論も使うものも大きく様変わりします。昨今の母乳育児中心の子育て、一歳を超える長期授乳、市販のベビーフードの多用などは、親世代には異文化とも言え、許容できない方も少なくありません。

これらに関しても、割合としては実母のほうが遠慮なく異を唱えることが多いですし、里帰りなどで近くにいるぶん影響は大きいものです。しかし、実母とは対立できても相手が姑では表立って逆らいづらく、姑が意見する場合には夫を介してのことが多いため、夫婦関係にも悪影響が出やすいのが難です。

このような場合、医療者が専門的な立場で保健指導の一環として母親の子育てのやり方を肯定し、家族の前で問題ないことを告げたり、母子健康手帳などに順調な旨を書き添えたりすると助けになることがあります。

また、「母親の信条としてこうしている」というよりは、「子どもが聞かないのでこうなっている」という言い方のほうが角が立たないもの、泣く子と地頭に勝てないのは姑とて同じです。

「孫は来て良し、帰って良し」と言います。姑が子どもの面倒を見たがるなら、遠慮せず、思い切って一時任せてみるのが一番です。立っているものは親でも使え、です。母親には息抜きになり、姑には端からあれこれ言ってうまくいくほど子育ては甘くないことを思い出してもらう、良い機会になるでしょう。

子どもにとって、親とは違う価値観を持った養育者がそばにいるのは大切なことです。親には貰えないおやつを貰う、親には叱られない行儀を習う、そんな大切な機会を子どもから奪わないよう、疎遠になりすぎない嫁姑関係を築いてほしいと思います。

4 上の子との関係

下の子が生まれてから、上の子が赤ちゃん返りをしたみたいです。せっかく一人でトイレにも行けるようになっていたのに、最近は尿意を訴えなくなってオムツに逆戻りです。

子育ては三人目からが楽しい、と言われます。一人目の子育ては初めてづくしで緊張感が先に立ち、楽しむどころではありません。これはわかりやすいです。ならば二人目は、子どもとの暮らしや世話の仕方に慣れて楽勝、と思いきや、複数の子どもに同時に目配り、気遣いする難しさは、一人目育児にはなかったことです。新生児訪問などでも、経産婦からは「この子（新生児）はよいのですが、上の子が…」という出だしの相談がたくさん聞かれます。

また昨今、いじめや不登校など、児童心理に関わる諸問題が日々盛んに報じられ、多くの親たちが不安を抱えています。下の子が生まれ、上の子がいわゆる「赤ちゃん返り」するだけで、このまま子どもが壊れてしまわぬかと心を痛め、腫れものに触るような対応をする家庭も見られます。

きょうだいが生まれた時に、子どもが普通に見せる反応を知り、落ち着いて見守ることができるように援助したいものです。

●お母さんがらくになるひとこと

赤ちゃんはかわいい。でも、お母さんや皆が赤ちゃんに夢中みたいなのはおもしろくない。初めて味わう、「憎し恋し」の複雑な思いを持て余しているのです。自分の気持ちに折り合いがつくまで、ゆっくり見守りましょう。

なぜ赤ちゃん返りに苛立《いらだ》つの？

初めてのきょうだいが生まれる前後には、たいていの子どもがそれまでと違った様子を見せます。母親に対して依存的になってべたべたと甘え、排泄、更衣、ひとり遊びなど、できるようになっていたことをしなくなったり、乱暴な振る舞いが目立つようになったりします。これを一般に「赤ちゃん返り」といい、小さな赤ん坊に関心が向きがちな大人、特に母親の気を引こうとする行為として広く知られています。二人目ができたとわかったころから、先達《せんだつ》からはさまざまな赤ちゃん返りの経験談を聞かされるのが常です。インターネットでの体験談にも、「赤ちゃん返りがあることは聞いていたけれども…」という投稿がたくさん寄せられています。そう、赤ちゃん返りは「当然あるべきもの」なのです。そうとわかっていたなら、なぜ親は目の前の子どもに苛立つのでしょうか。

私の助産院にお産に来られる方の動機で一番多いのは、自然分娩志向などではなく、「子どもを連れて入院できるから」です。自分に全面依存して育ってきた子どもを、たとえ数日でも家において入院などできない、と考えた時点では、母親にとって子どもは「赤ちゃん」でした。その母親たちがお産を終えたあと、必ず漏らす感想の一つが、「上の子どもが急に大きく見えた」です。ヒトの認知は相対的なものです。昼間は暗い行灯《あんどん》が夜には眩《まぶ》しいように、頼りなげな新生児を目の前にすると、二歳や三歳の子どもが大きく、たくましく、何でもできそうに見えてしまうものなのです。今まで何ということなく聞いてきた「あれして、これして」という要求が、産後の疲労と新生児の世話を負う身には心底煩わしく、我侭《わがまま》にしか聞こえません。子どもは自分の要求から何とか逃れようとする母親の態度に不安や不信を感じ、さらに不安定に依存的になりがちです。

こうすれば変わる！ 上の子の気持ち

「上の子が…」から始まる問題に対しては、まず思いのたけを吐露《とろ》できるようゆったりと傾聴し、困っていることを否定せずに受け止めます。そのうえで、子どもに対して年長児としての振る舞いを過大に期待していないか、それが言動に表れていないかを振り返ることができるよう働きかけます。「下が生まれてから上をかわいいと思えなくなった」というような訴えの母親でも、「この人もまだ赤ちゃんだしねぇ」などと言うと、ハッとしたように子どもを見返し、知らずにかけた色眼鏡を外すきっかけになることがあります。

よく言われるように、上の子どもの世話を最大限優先するつもりで暮らしていても、結果的には下の子どもの世話に割く時間が大きく上回るものです。泣き声一つでよいように親を操る赤ん坊を、上の子どもが羨《うらや》ましくも嫉《ねた》ましくも思って当たり前です。赤ちゃんになりたいなら存分に赤ちゃん扱いしてやればよく、その中で年長でなければできないことがあって、赤ん坊ばかりが得しているわけではないことを知らせます。例えば、哺乳瓶に入れるのはミルクだけ、コップが持てない赤ちゃんはジュースが貰えない、ご飯を食べない赤ちゃんはデザートが貰えないなどは、どの子にもわかりやすいメリットです。また、出かける際の「赤ちゃんに置いてってごめんねって言おうか」「アイス食べたこと、赤ちゃんには内緒だね」なども、当たり前のようでいて差別化するには効果的な言い方です。

赤ちゃんになりたがるのは一時《いっとき》のことで、大人側に立って赤ん坊の世話をさせると、より安定します。上の子が赤ちゃんに危害を加えないようにと、隔離するように別室に寝かせたり、触ろうとするたびにきつくとがめたりすると、大人が見ていないところでより危険なことが起こりやすくなります。上の子から見ても赤ちゃんはかわいいし、何かしてやりたい気持ちに嘘はありません。ちょっとした世話を手伝わせ、してはいけないことを確認し、子育ての戦力にすればよいのです。

三歳以降の大きな子どもの場合、表立っては赤ちゃんをかわいがり、きょうだいの誕生を喜んでいるけれども、したいこと、言いたいことを我慢してストレスを抱え込む様子がかえって不憫《ふびん》に見え、母親が「申し訳ない」と悩むケースが見られます。しかし、これはきょうだいというかけがえのない存在を得る、「良い変化」への適応の歩みであることに周りの大人が確信を持つことが大切だと考えています。思慮深い、面倒を避ける、諦めが早い、仕事が丁寧などが「長子的性格」とされていますが、社会の根幹を支えるのに相応《ふさわ》しい人物像と言えないでしょうか。子どもが母親のため、家庭の安定のために何かしら我慢していることを「知っているよ」というメッセージを送り、感謝とともに、時には我侭であってよいことを伝え、葛藤を乗り越えられるよう見守ってゆきたいものです。

こんなサインは要注意！

上の子どもに対する過度の忌避感や体罰には、虐待を考慮した観察・連携が必要です。

◆参考文献

（1）たまごママネット「育児相談室」http://www.tamagomama.net/ [2008.9]

（2）こどもちゃれんじ子育てインフォ「育児体験談」http://parenting.benesse.ne.jp/kosodate/ikuji/top.html [2008.9]

（3）瀧本孝雄「きょうだいと性格」『性格心理学への招待―自分を知り他者を理解するために』東京、サイエンス社、一九九〇年、一三八頁

5

母親への執着

子どもが父親になつきません。寝かしつけるのも、お風呂に入れるのも、私でなければ嫌がります。

赤ちゃんは、生後三カ月頃には、いつも身近にいる人を認識し、ほかの人とは違った反応を見せるようになります。そして、生後半年頃には、身近な大人の中から、多くは一人に限って特別な愛着を見せ、ほかの人に対しては忌避感を持つ、いわゆる人見知りが始まります。見慣れない人が近づいたり赤ちゃんに関心を払うと、母親にしがみついたり泣いたりします。愛着の対象は身近にいていつも世話をしてくれる母親がほとんどで、はじめの頃は父親や祖父母など、同居していたり毎日のように世話を受けていたりする人でさえ受けつけなくなることがあります。多くは母親との関わりが親密な人から順に慣れ、生後一年半頃には目立った人見知りはなくなってきます。

●お母さんがらくになるひとこと

子どもは、その場にいる中で一番好きな人に、何でもやってもらいたがるのです。愛されているのだとあきらめるか、いっそのことお父さんと二人きりにしてみると、案外二人でうまくやるかもしれませんよ。

人見知りは成長の一過程

人見知りは、認知能力の発達によって赤ちゃんが身近な人とその他の人とを区別できるようになったことの証《あかし》で、喜ばしいことです。しかし、母親にとっては、赤ちゃんの世話を誰にも頼めず一手に引き受けざるを得なくなり、外出や友好関係にも制限が生じるため、大きなストレスとなります。

人見知りの相談に対しては、受容的に傾聴して大変さを労《ねぎら》い、子どもの成長の一過程であり、親の育て方のせいで起こっているのではないこと、長くても数カ月で終わることなどを保証します。人の出入りの多い家庭で育ったり、早くから保育園などに通ったりする赤ちゃんには、目立つ人見知りをしない子もいます。そのような例をひいて、他人に多く触れさせるほうが早く慣れるかと考える母親も多いのですが、いざ人見知りを始めてから意図的に他人に慣れさせようとしても、子どもを混乱させて親子ともストレスが募《つの》るだけでしょう。また、子どもが人見知りをするからといって親子で引きこもるように暮らすのも決してよいこととは思えません。母親は以前からのペースを崩さず、必要な外出はして、普通に暮らすのがよいと考えます。その中で出会う人々と母親との関わりを見て、子どもの中でも世間が広がってゆくことでしょう。街中や親族の集まりの中などで、人見知りする子どもに対して不愉快さを隠さない人も多いものですが、そのような人に対して母親が恐縮する必要はなく、「こういう時期ですから今は遠慮してください」という姿勢でよいでしょう。

段階を踏んだ対応を

いわゆる人見知りの時期を過ぎても、小さな子どもの多くは、慣れない人に急に近づかれたり触られたりするのは苦手です。また、身の回りの世話や本読み・遊び相手など、母親がいるところではほかの人にしてもらいたがらない子どもが大半です。子どもにとって、母親は何でもしてくれる、できる存在で、つたない言葉や仕草でも要求が伝わりやすく、何でも母親に頼むのが一番安心でらくだからです。ちょっとした世話でも、子どもにとっては母親のしてくれるのが正しいやり方なのですから、たとえ父親や祖父母のように慣れた相手であっても、母親と手順や感触が違えば不満を感じます。母親としては夫や両親・義父母に育児を手伝ってもらいたいですし、子どもの世話を楽しみにしてくれる家族になつかず、

自分にばかりまとわりつくことに申し訳なさを感じることもあります。孫をかわいがりたいのになつかれず、不満を持った姑などに「普段甘やかすから我侭《わがまま》で文句ばかり言う」「いつまでも人見知りが直らなくて引っ込み思案にならないか」などと言われ、傷つく母親も多いのです。

私はそのような母親に対して、いっそ子どもを預けてしまうよう提案しています。子どもというのは現金なもので、母親がいれば決してなつかないような相手でも、その場にほかに守ってくれる人がいないとわかると、とたんに頼りにします。私の助産所にお産に来られる方の多くが、「子どもが私から離れられないので連れて入院したい」と希望されます。しかし、いざ赤ちゃんが生まれ、母親が自分の世話を二の次にすることがわかると、子どもたちの多くが、あっさりと母親を見限って、父親や祖父母に連れられて嬉々として外出したり、自宅へ寝に帰ったりします。母親はほっとしたり寂しがったりしますが、それが子どもの逞《たくま》しさなのです。

子どもを夫などに慣らそうという時、預けるといっても、いきなり夫と子どもを置いて長時間出かけてしまうと、子どもがパニックを起こして泣き続けたり吐いたりして、託《たく》された夫が懲りてそれっきりになりがちです。まずは、夫の休日に、子どもをちょっとしたお菓子や玩具で釣って、子どもと夫だけで短時間の散歩や買い物に出します。いつでも帰って来ることができ、母親が家で待っていると思えば、たいていの子どもは冒険しようという気になります。次には動物園など少し時間がかかるお出かけに出します。それが成功して、子どもが母親なしで半日いられるようになったら、今度は子どもと夫に留守番をさせて母親のほうが出かける、という手順で、子どもと夫で食事や家事の真似事ができるように慣れさせてゆくとよいでしょう。うまくいけば母親は自由な時間を、父親はなつかれ、頼りにされて子どもと過ごす楽しさを得ることができます。一緒に留守番ができる頃には、母親がいるところでもお風呂や寝かしつけなど、それまでできなかったことを父親の分担にすることができるでしょう。

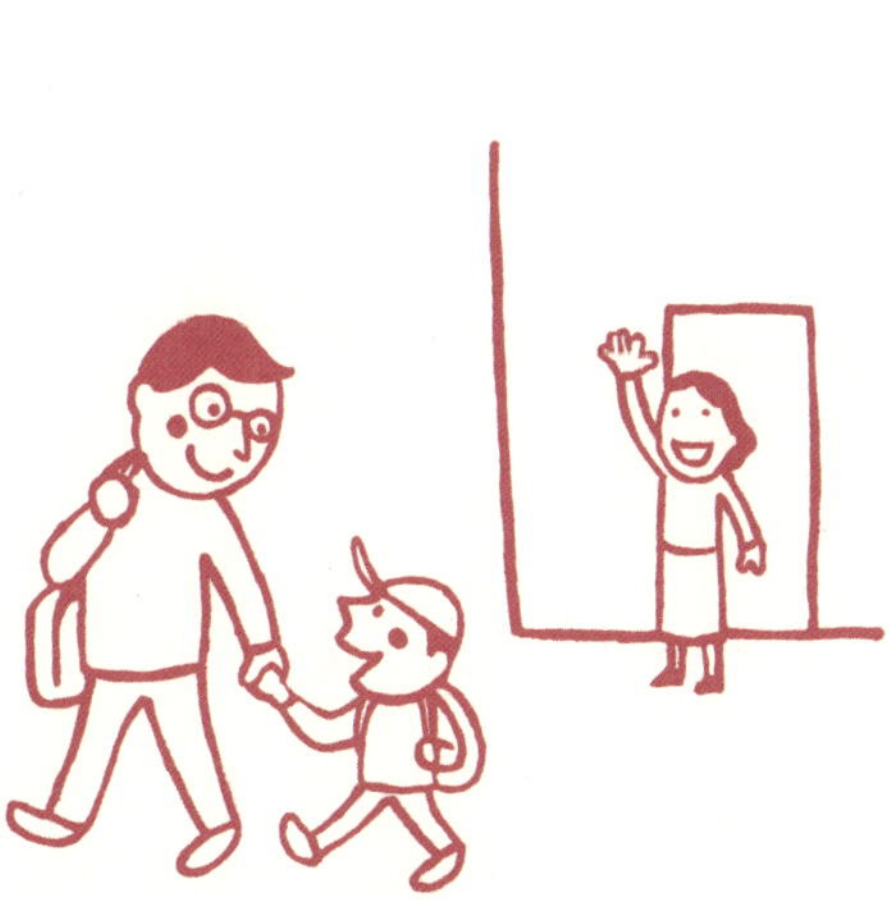

6

仕事と育児の両立

職場復帰をしましたが、子どもが熱を出すたびに保育園から呼び出しが…。苦しんでいる子を見ると罪悪感も生まれますし、いっそのこと仕事を辞めたほうがよいのでしょうか？

働く母親にとって丈夫な子どもほどありがたいものはありません。子どもが病気をするたびに、休みを取って職場に気兼ねしたり、夫とどちらが休むかバトルを繰り広げたり、少しの熱でも預かることはできないと冷たく言う保育園を恨んだり。いっそ仕事など辞めてしまおうかと思い悩んだり、でもやっぱり辞められない。仕事を辞められない私は悪い母親なのだろうかと自問するけれども、子どもが元気になれば、また毎日の忙しさに悩んでいたことも忘れ、というのが、ごく普通の「働く母親」でしょう。案外、仕事を継続している母親より、退職や育児休業で一定期間仕事を離れた母親のほうに両立への不安が大きいようです。保育者の確保、毎日のスケジュール調整、子どもが新しい暮らしに適応するまでのあれこれと、課題は山積み。そこには多大な勇気と忍耐が不可欠です。そんな時には、誰かに「あなたの決めたことが正しい」と言ってほしいものなのです。

●お母さんがらくになるひとこと

お母さんが自分らしく、毎日をいきいきと暮らしていてはじめて、家族は安心して甘えられるのです。誰かのためでなく、自分でこうしたいと決めたことが、あなたにとって正しいこと、あなたを生かすことですよ。

働く母親の葛藤

二〇〇一年に日本労働研究機構が行った調査によれば、学業を終えて働き始めた女性のうち、第一子出産後も働き続ける人は二三・六％に過ぎませんでした。

働くことが生活の糧《かて》を得るに留まらず、自己実現の手段や社会人として自我形成の核になり得ることを考慮すれば、男女の働きたい思いにさほどの変わりはないはずですし、高等教育の受け方や就業率を見ても、現代日本の女性たちは就業意欲・能力にあふれています。しかし、戦後の高度経済成長期から、我が国には「子どもは母親が育てるもの」という意識が広がり、しっかりと根づいています。先の二三・六％という数字は、男女共同参画社会の実現が叫ばれる中で、この意識の根強さを物語るものでしょう。

もちろん、家庭で子どもとのんびり暮らしたいと考えて退職した人も少なからずいるでしょうが、少なくとも私の周りには、「子どもを持つ代償として仕事を

手放した」と感じている母親のほうが多いように見受けられます。
その中で、あえて仕事を手放さなかった母親たちは、周囲から、そして自分自身の罪悪感からも、有言無言のプレッシャーを受け、何事もおろそかにしないよう、仕事に家事に育児にと忙殺されています。
子どもに何かしらの問題がある時、例えば、病気がち、発達の遅れ、問題行動など、決して母親に原因があるわけではないのに、働く母親は「仕事をしていなかったら、いつもそばにいてあげていたら」と思い悩むものです。またはそういう思いから仕事を手放す母親も少なくありません。
国内外で大規模に行われたどの調査でも、母親の就業が子どもの発育、発達、問題行動のいずれにも悪影響を及ぼさないことがわかっています。母親が不必要に自分を責めていたり、退職すべきか意見を求められたりした場合には、客観的事実として現在起こっている事態が母親の就業のせいではないことを知らせたうえで、つらい気持ちに寄り添い、慎重に行動できるよう援助したいものです。

子どもを成長させる三つの「間」

特に就業開始から一年ほどは、子どもが始終熱を出したり、鼻水が出たりと、気がかりなことが多いものです。そして季節が一巡する頃には見違えるほど丈夫になる子がほとんどです。これは子ども集団に仲間入りするための通過儀礼であって、幼稚園入園時にもよくあることですから、そのように母親を勇気づけ、当面の急場をしのぐ方法を一緒に考えます。

子どもが保育園などになかなか馴染《なじ》まず一見嫌がっているように見えても、保育者とじっくりコミュニケーションをとれば、その子どもなりのやり方でゆっくり溶け込もうとしていることがわかったりします。親の目で見て保育の質に問題がなければ、園でのことはプロに任せてみるのがよいでしょう。

逆に保育者、保育園の担当保育士や実母・義母などに、子どもが馴染みすぎると感じる母親もいます。母親の手を振り切るように保育士に駆け寄る後ろ姿を見て、安心する反面とても寂しく、自分の子どもでなくなったような気がすると嘆く母親も少なくありません。訴えを傾聴し、どれほど離れている時間があっても、子どもにとって母親に勝るものはないこと、子どもが拠り所とする保育者と母親との信頼関係が、子ど

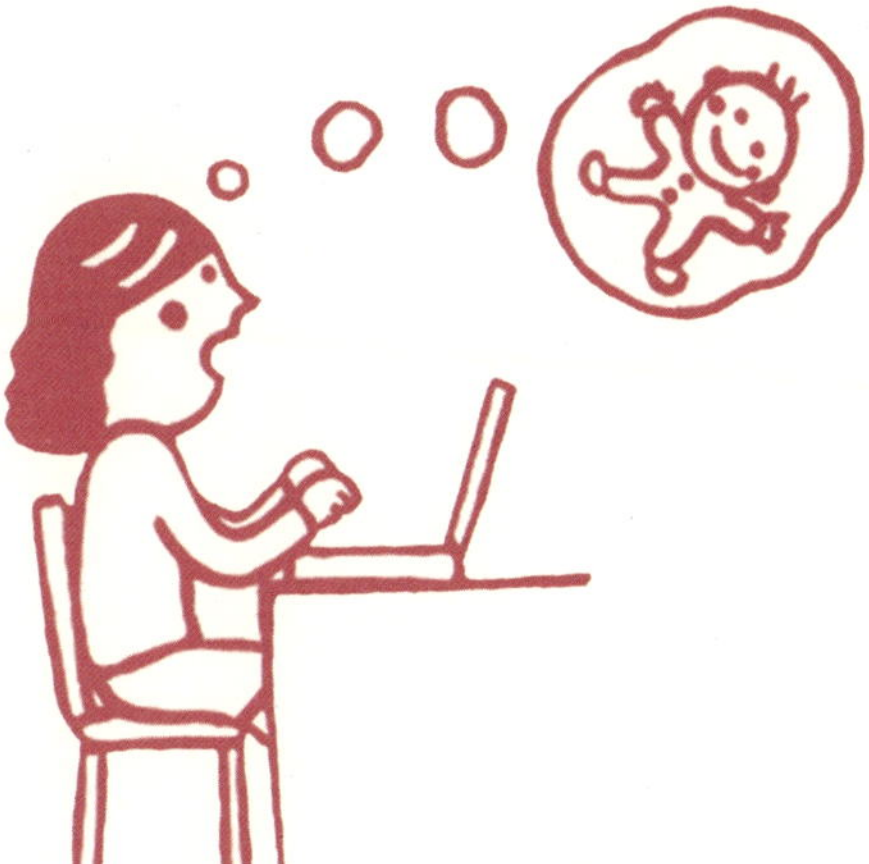

もをより安定させることを母親が納得できるよう働きかけます。

周囲からの心ない、また何の根拠もない「子どもがかわいそう」という言葉などは、おのおのの思想信条によるものですから、反論しても意味はなく、聞き流す以外に対処法はありません。そのような言葉で傷ついた時には、似たような状況の親同士でコミュニケーションが取れる、保育園や学童保育所などの保護者会、インターネット上のワーキングママサイトなどが力をくれるかもしれません。

忙しい暮らしの中、子どもと向き合う時間的・精神的な余裕がなく、「いつも子どもを急かしてしまう」「子どもを叱ってばかりいる」「ゆっくり話を聞く余裕がない」ことを気に病む母親によく出会います。しかし、これらは仕事を持たない母親からもよく聞く悩みごとなのです。実は仕事で子どもと離れ、結果、自分自身のために時間を使うことのできる働く母親のほうが、子育てに対しては余裕を感じることが多く、各種の調査でもそのような傾向が出ています。ですから、私は「子どもを急かしていると気づいているだけでよいではないですか。お母さんってのはたいてい口やかましいものですよ。いつも優しく大らかな理想のお母さんなんて、探したって居ませんからね」などと言って、母親が子どもを気にかけていることや、良い母親になりたいという気持ちを評価するようにしています。

集団保育は子どもを鍛え、急成長させます。そして、歩けるようになった子どもにとって一番必要なものは、十分に遊び尽くせる「時間」「空間」「仲間」です。

子どもは遊びの中からいろいろなことを学ぶのです。保育園に通う子どもは決して「かわいそう」などではありません。そこにはかけがえのない「三つの間」が待っているのですから。

◆参考文献

（1）労働政策研究・研修機構「仕事と育児の両立支援—企業・家庭・地域の連携を—」労働政策研究報告書、No.50、二〇〇六年
http://www.jil.go.jp/institute/reports/2006/documents/050.pdf

7 第二子の出産時期

そろそろ次の子を考えているのですが、何歳くらいはなれているのが理想的なのですか？

経口避妊薬などによる避妊法や不妊治療の普及により、子どもは授かるものから作るものへと変わってきました。しかし、産む子どもの数や産む時期を選べると安易に思っていると、案外、より良い時期をと考えすぎて、ずるずると時機を逸してしまう懸念があります。実際は、「さあ産もう」と思ってもすぐ妊娠できるとは限らず、そうそう思い通りにはならないものです。私自身も、三十一歳で最初の子どもを持った後、少し待ちたいと考えて一年半ほど子宮内避妊器具を使用しましたが、その後妊娠することなく四〇代になりました。「あの時、余計なことをしていなかったら、もう一人か二人授かっていたかもしれない」と、若干、後悔の念があります。私のような方は少なくないでしょう。三〇代ともなれば一つ年齢を重ねるごとに妊娠しにくくなってゆくのは確実で、それは不妊治療による挙児率データをみても明らかな事柄です。昨今の晩婚化を鑑みれば、「四の五の言わずに産めるうちに産んでおきなさい」と言いたいのが本音です。

●お母さんがらくになるひとこと

早いも遅いも一長一短あって、理想の時期などありません。授かった時が産み時と腹をくくって、チャンスを逃さないことです。

一長一短ある年齢差

きょうだいの年齢差には、何年が理想ということはなく、一長一短あります。年子は、赤ちゃんが二人いるわけですから、いかにも大変そうですが、子ども自身は赤ちゃんが生まれることに対してあまり心理的葛藤を抱かないので、世話といっても単純作業が増えるだけです。赤ちゃんが歩くようになれば、年が近いと子ども同士がよく遊ぶので、親が遊び相手にかり出されることがなく、日常の世話に専念できます。第一子の就園を遅らせて二人の就園時期を一緒にする家庭がよく見られるのも、子どもが一人より二人いるほうが、かえって母親の手間がかからないからです。一つ違いなら食べものも昼寝の習慣も一緒ですみ、洋服なども上の子が着ることができなくなればすぐに下の子が着るので、しまい込む必要がありません。

二歳違いになると、お産と自我の芽生えによるいわゆる「反抗期」とが重なる

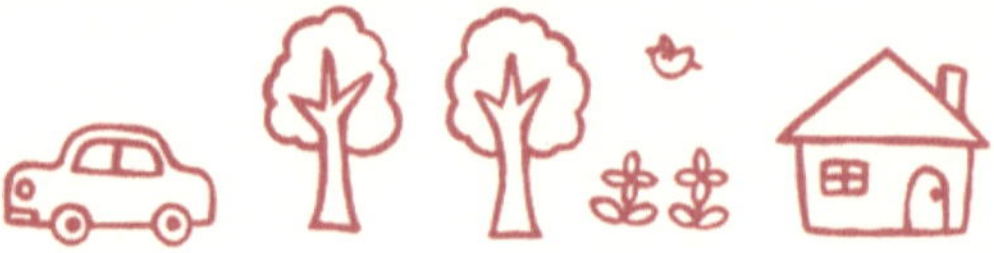

ので、実は一歳児より厄介です。自立に向かって、親への依存と反抗とを繰り返しながら、親との距離感をつかみかねる不安定な時期ですから、そこへ赤ちゃんという未知の存在が加わることへの不安が大きいのです。妊娠したとたんに、排泄や食事などそれまでできていたはずのことができなくなることも多く、いわゆる「赤ちゃん返り」が一番目立つのがこの年齢です。赤ちゃんをかわいがったり、もういらないと言ったり、子ども自身がアンビバレントな心理状態にあるので親も振り回されがちです。一番大変だと思われるこの年齢差が、実は一番多い年齢差でもあります。母乳育児による排卵抑制に任せて自然妊娠した場合、多くはこの年齢差になります。神が与えたもう試練なのでしょうか?

三歳児ともなると、心理的に落ち着いてきて、たいていの子は赤ちゃんに対していっぱしのお兄ちゃん・お姉ちゃんぶりを発揮します。ただし、まだ子ども自身が完全に身の回りのことの自立ができておらず、まだまだ手間がかかり、就園や修学時期が重なって経済的な負担や行事への出席などで大変なのが、この年齢差です。

四歳以上の差なら、上の子どもはほとんど親の手を借りずに日常のことができ、子どもによっては赤ちゃんの世話にも手助けが期待できます。ただし、赤ちゃんが大きくなっても子ども同士が一緒に遊べないため、公園通いや本読みなど、簡単に言うと第一子にしてやったことを、もう一度、一からすることになります。

親は数年分年をとっているのですから、体力的にはまるきり同じというわけにいきませんし、一度卒業したさまざまな事柄が、覚えているより大変なことだったと思い知るでしょう。また、上の子どもに着せたものなどがすっかり処分されていて、経済的な負担も一から、という家庭が多いようです。

出産につきもののタイムリミット

家族計画は、他人にあれこれ言われて決めるものでもなかろうとは思います。しかし、結婚に適齢期がなくなっても、子どもを産むのには厳然と適齢期・タイムリミットというものがある、という事実を忘れてはなりません。昨今「アラフォー（アラウンド・フォーティ）」なる流行語があって、メディアでは、まるで四〇歳前後で結婚すれば皆普通に子どもが持てるかのように表現されがちです。実際、四〇代の出産、特に初産が年々増えてきた印象はあります。ただ、不妊治療における挙児率や産科合併症のデータを見る限り、やはり四〇代になって無事に子どもに恵まれるのは、依然としてラッキーなことなのだと言わずにはいられません。「アラフォー」に励まされて結婚や出産を先延ばしにする三〇代女性が増えるとするなら、罪深いことだと思います。

第4章

「これってうちの子だけ?」意外と多い悩みにどう答える?

1 よだれかぶれがひどいです。

生後五～六カ月頃からは、よだれが目立って多くなります。消化機能の発達を意味し、固形食開始の目安でもあります。嚥下機能が向上して固形食が普通に摂れるようになる一歳半前後には、よだれが溢れることはなくなってきます。よだれが出ることそのものはごく普通のことですし、量も個人差があって、たまにタラリと出るだけの子もいますし、多い子はタオルを巻いてもビショビショということもありますが、それでも異常ではありません。ただ、唾液には消化酵素や食べもののカスが含まれており、顔や首・胸などがいつも湿潤しているとかぶれやすく、痒《かゆ》みから不機嫌になったり、掻いてよりひどい湿疹や傷に発展したりすると悩みの種になります。

対処法は、一般的な湿疹と同じく、①原因物質の除去、②皮膚の保護、③専門医による治療、の三つに分けて考えます。

①この場合の原因物質はよだれですから、まずはよだれをこまめに拭き取ったり洗ったりして肌に触れる時間を少なくし、スタイで顔以外への付着を防ぎます。また、よだれそのものの刺激性を抑えるため、よだれに食べもののカスが出に

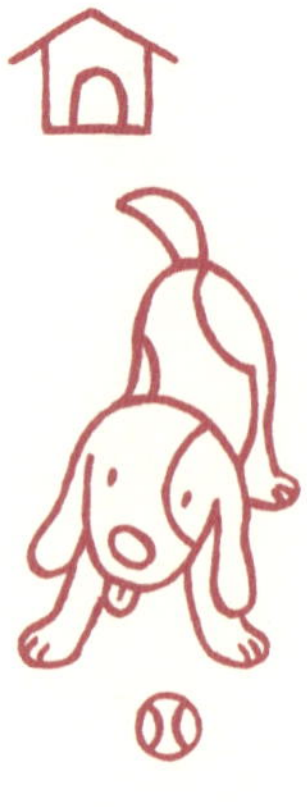

くいよう、食後には水やお茶を飲ませます。ぐっすり眠っている間は唾液の分泌が減りますが、その間に口内の細菌が増え唾液に混じるので、起き抜けにも水分を摂らせるとよいでしょう。

②拭き取って清潔になった肌に直接よだれが付かないよう、皮膚にバリアを張ります。白色ワセリンやオイル類、クリーム類などたくさん商品が出ていますが、使用感や効果などまちまちです。最初は小さなパッケージで求め、いろいろ試してみるよう勧めるとよいでしょう。

③ひどく痒がったり前述のスキンケアで改善が見られない場合には、皮膚科専門医の受診を勧めます。たいていはステロイド薬が処方され、つけると急にきれいになりますが、よだれの刺激がなくならない限り薬をやめるとまたかぶれます。ステロイドに忌避感があっても勝手につけたりやめたりせず、医師にその旨を伝えて最小限の薬ですむように相談すべきです。

2 指しゃぶりがとまりません。

生まれてから一～二歳頃まで、いわゆる赤ちゃんの頃は心理学で口唇期と名づけられています。しゃぶる・舐めるといった行為が、赤ちゃんが能動的に行える唯一気持ちの良いことなので、この頃の指しゃぶりは一つの娯楽と言えます。この頃に、例えば「バババババ」「ブブブブ」など唇を鳴らすのも、唇の振動が心地良いからです。

歩行が活発になり、いろいろな遊びができるようになると指しゃぶりの頻度は自然に減り、退屈な時や眠い時、不安な時に限定されてきます。「なくて七癖」という言葉があるとおり、大人の場合でも貧乏揺すりをしたり髪をかき上げたり引っ張ったりを無意識に繰り返すことがありますが、本人に自覚がなくとも、そうすると落ち着いたり、リズムがついて行動しやすいから癖になっているのでしょう。子どもの指しゃぶりも同じこと、子どもが自分自身を癒し、落ち着いて生活する手段であって、いけないことではありません。多くの子どもは外遊びや子ども集団での行動が多くなるにつれ、三～五歳頃には自然にしなくなるものです。指しゃぶりそのものをやめさせようとするのではなく、その背景にある、退屈・

不安感に着目した外遊びやスキンシップ・言葉かけが大切です。

母親が幼児の指しゃぶりを気にしてやめさせようとしている場合、多くは指しゃぶりを精神不安・愛情不足を示唆するものとして恥ずかしいと感じており、子どもに対して言葉でやめるよう指示したり指を引き抜いたりを繰り返しています。子どもはそうされることでさらに不安を強めて逆効果になりやすいため、まずは指しゃぶりが母親の愛情不足を原因としないことを保証して安心させ、おおらかに見守ることができるよう力づけます。指しゃぶりによって不正咬合などの歯科的異常が発生することがありますが、学齢期以前にやめた場合は自然に直ることが多いと言われています。

学齢期に入っても指しゃぶりが続く場合は、放置して自然にやむことは期待できず、また何らかの知能・精神障害の現れとも考えられるので、小児精神科医・心理士などの専門家に相談のうえ、積極的な働きかけを行うことが必要とされています。

3 昼寝が短くて、夜もあまり寝ません。

「寝る子は育つ」と言いますが、赤ちゃんが眠ることは、赤ちゃん自身の休息や成長促進ばかりではなく、母親をはじめとする周囲の大人が一時《いっとき》の自由を得ることでもあります。「子どもが寝ない」という訴えには、①子ども自身の寝不足による体調不良や発育・発達への悪影響の心配、②神経質・過敏な気質・性格への不安、③母親自身の不満・被害意識（したいことができない、解放されない苛《いら》立《だ》ち、母親や家族の寝不足感、家族からの圧力など）がない交ぜになって表出されます。まずは訴えをよく聞き、母親にとって何が問題なのかを明らかにしたいものです。

①赤ちゃんから小さな幼児までは通常眠気を我慢することがありません。私は「赤ちゃんは充電が切れたら自然に寝ます。寝不足の心配はありません」と説明します。

②生後三カ月頃から二歳頃までは、眠気の表現が不機嫌として表れやすく、いわゆる寝ぐずりをする赤ちゃんが多数派です。抱いたり揺すったりと散々苦労して寝かしつけた挙句、ちょっとした物音で起き出されたのではかないません。

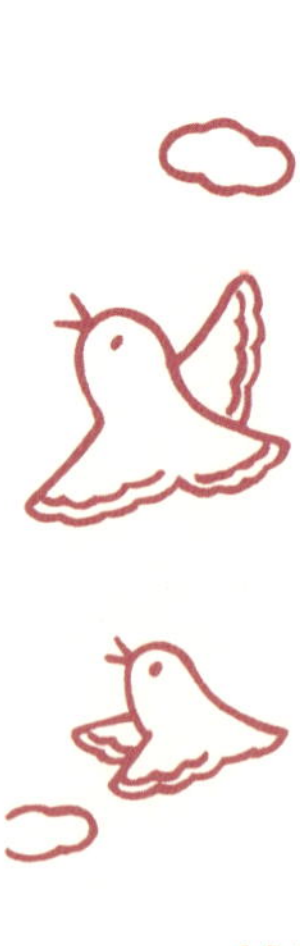

寝ぐずりにしろ、起きてすぐに泣く様子にしろ、大人からはわけのわからないことで大泣きされるのですから、この子はちょっと神経質すぎるのではと訝《いぶか》る母親も多いものです。私はよく、「明日を知らない赤ちゃんは、眠ると何もかもなくなるような気がして怖いのかもしれませんね」と言っています。

③赤ちゃんといえども、四六時中何かしてやるわけではないはずですが、子育てに慣れないうちは、子どもが起きているとそれだけで気が張り、ぐっすり眠っている間だけが気の抜ける時間という母親もいます。こればかりは手助けの仕様がないので、訴えを傾聴して愚痴を吐き出させ、苦労や努力を労《ねぎら》って母親自身が落ちつけるよう共感的に応じたいものです。

4 投げ癖、叩き癖、引っ張り癖があります。

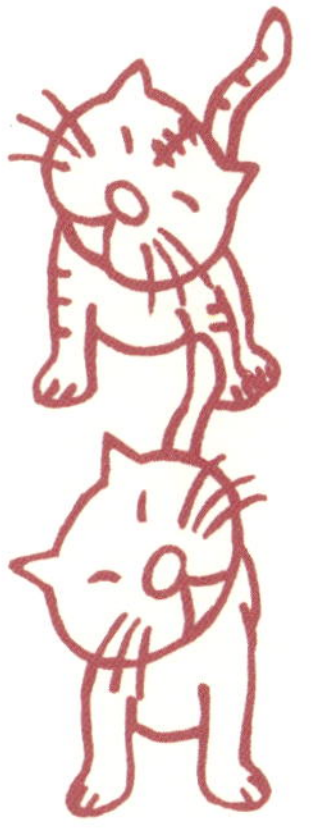

赤ちゃんの行動には、すべからく何かしらの意味があります。スプーンや鍵など硬いものを投げたり、それでテーブルを叩いたりするのは、それで生じる音や手ごたえなど、自分が外界に働きかけたことによる変化を模索したり楽しんだりしているからなので、すべてが遊びであり学習でもあります。母親から見れば困

った悪戯《いたずら》や悪い癖でも、もちろん母親を困らせる意図はありません。また何かを始めた時に、途中で遮《さえぎ》ると興味が募《つの》ってしつこくやりたがり、飽きるまでやらせたほうが以後やらなくなることが多いものです。何かを引っ張って音がしたとすると、手当たり次第に物を引っ張ってみなくては気が済まなくなるのが赤ちゃんというものですから、割れものなどは手の届かないところに置くようアドバイスしましょう。

外界の変化の中には人の反応も含まれます。スプーンを投げたらお母さんがまた持たせてくれるとすると、赤ちゃんにとってはボールを投げ合うのと同じことになります。生活用品に関しては、一度投げたものは持たせない、取ってやらない、を繰り返して学習を促します。

一〜二歳の、自己主張が出てきながらそれをうまく言葉で表せない頃は、周りのものや母親を叩く・蹴るなどして伝わらないもどかしさや鬱憤《うっぷん》を表現する子どもが珍しくありません。叩いてはだめ、蹴ってはだめと言うのではなく、母親が叩かれたらオーバーリアクション気味に痛がって、したことの結果を見せてやるのが反省の機会になります。また小さな子どもには有機物と無機物との区別がないので、物に対しても「○○が泣いている・痛がっている」と言ってやると効果的です。そのうえで、もどかしい気持ちをくんだ言葉かけによって、物に当たらない感情処理を会得できるよう手伝ってやるよう促しましょう。

5 ときどき白目をむいたり、寄り目になったりします。

生後三カ月頃までの赤ちゃんは片方の目による視野が狭く、左右の目はバラバラに物を見ているそうです。そのため左右の目が連動せずバラバラに動く、いわゆる「斜視」の状態にあります。次第に視野が大きくなってゆき、両眼の視野が重なって両目で物を見られるようになるのが三～四カ月頃と言われています。「目の動きがおかしい」との訴えには、四～五カ月頃まで待ち、以後も続くようなら斜視の可能性があるので眼科医に相談するよう促します。

幼児になってから子ども自身が意図的に白目をむいたり寄り目をしたりするのは、自分の体を使った遊びの一つで、それで視力を害することは考えられないのでとめる必要はありません。その際、家族が何らかの反応をすると面白がって頻繁にするようになります。早くにやめてほしい場合は、取り合わないのが一番と伝えましょう。

6 ゲップが下手で、よく吐きます。

赤ちゃん、特に新生児は、胃の形状が筒状で嘔吐しやすくできています。ですから、吐乳《とにゅう》・溢乳《いつにゅう》の多くは医学上の問題というより、洗濯物が増えるという生活上の問題にあたります。ただ大人にとっては経験上、吐くということが大変な苦痛を伴うと認識されているので、見慣れないと心配なものです。まず「吐くこと」が赤ちゃんにとっては母親が思うほど苦痛を伴わないことを教えてあげると一様にほっとされます。「赤ちゃんが苦しくないなら、それでよいです」と嘔吐そのものは問題視しない母親も多くいます。

ゲップは、母乳を上手に飲むとあまり空気を呑まないので出ないこともあり、出ないならあえてさせなくてもよいでしょう。逆に哺乳瓶で勢いよく飲んだ場合や、母乳でも分泌が多めで射乳反射が強いと泡状に空気を含んだ乳汁になるため、勢いよくゲップをしますし、呑んだ空気の量が多いと一度で出ず苦しげだったり何度も吐いたりします。赤ちゃんの胃は上部が背中側に傾いているので、授乳後寝つくまでの間、腹這いにすると自然に排気できます。また体重増加が大きく授乳量が胃の容量よりも多くて吐いている場合には、いらないぶんが出ただけと思

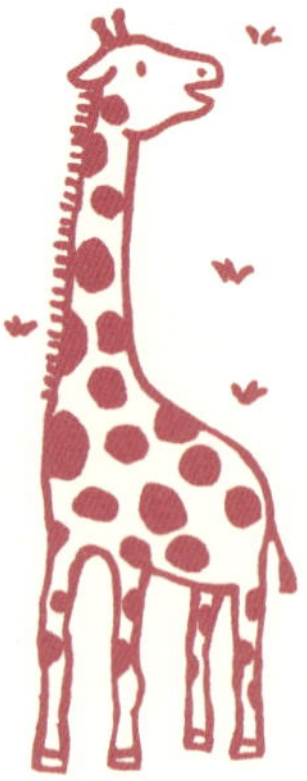

えばよく、寝かせる時にタオルを敷くなど、洗濯物や着替えの回数を増やさない工夫も役立ちます。

赤ちゃんの習慣的な嘔吐が問題となるのは幽門狭窄症が疑われる時で、まとまった量を飲んだ後に噴水状に勢いよく吐くことが続き、そのために体重増加が少ないと判断された場合は、医師の診察を受けるよう勧めるべきでしょう。

7 抱き癖がついてしまいました。

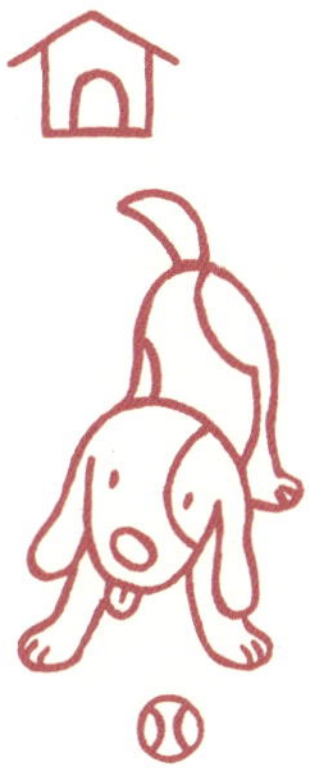

私はよく、「抱き癖は持って生まれてくるもので、後からつくものではありません」と言っています。生まれたばかりの赤ちゃんはお母さんなしでは生きていくことができない存在ですから、お母さんから離れることは、即危険を意味します。まだ何が見えて何が聞こえているのかさえわからない時には、抱かれておっぱいに吸い付いて初めてお母さんの存在を実感して安らげるし、そうでない時は泣いて求めるのが新生児というものです。おっぱいやお母さんの肌の匂いを覚えれば、吸いつかなくとも抱かれるだけで安らげるようになり、姿を覚えれば、横にいるだけでよくなり、音の方向がわかるようになれば、声をかけるだけで泣き

やむようになります。赤ちゃんの認知能力は目覚しく発達するので、それにつれて持って生まれた抱き癖が直っていくと考えてよいでしょう。逆に、一人で寝かされて平気な赤ちゃんこそ、防御本能が疎外された状態と言え、可哀想でも心配でもあります。

ヒトの赤ちゃんは一年早産だと言われています。ヒト以外のたいていの動物は、歩けるようにならなければ生まれてきませんが、ヒトは二足歩行と頭脳の発達により、歩けるようになってからでは児頭骨盤不均衡となってお産ができません。だから、赤ちゃんたちは気を利かせて骨盤を通れるうちに生まれてくるのです。つまり、生まれて一年間は本来ならお母さんの体の中にいたはずの子どもなのですから、肌身離さず抱いていて当たり前と思えば、案外抱かずにすんでいると感じていただけるのではないでしょうか。

今はスリングなど便利なグッズも多いので、抱かれたい赤ちゃんとお母さんがしたいこととが両立しやすいような工夫が助けになります。

8 噛み癖があります。

お座りやハイハイができる生後七～八カ月頃から、赤ちゃんたちはこの世に何があるのかを積極的に探索する時期に入ります。見るものすべてがもの珍しく、触って確かめずにいられません。その時、体の中心にある口が最初に発達する触覚器であるため、舐めて、かじることこそが大切な探索行為なのです。また、もともと赤ちゃんは哺乳のために唇で乳首を探し、吸い付くことに快感と安心を覚えるようにできていますが、歯が生えはじめる頃には歯茎に特有のむず痒《がゆ》さが生じ、かじることで快くなると言われています。

　赤ちゃんに物をかじらせないように、ではなく、何でもかじる赤ちゃんが安全に暮らせるように、環境を整えるのがよいでしょう。赤ちゃんが自分の力で移動できるようになったら、まずは床の上から尖ったものや飲み込む危険のある小さいもの、タバコや薬品類、かじられたくない大切なものを取り去ります。たいていのコード類は赤ちゃんがかじったくらいで漏電などしないはずですが、古くて電線が露出したものや極端に細いコード類なら、カバーをかけたり家具の後ろに隠したりする必要があります。赤ちゃんが立ち上がれるようになれば、手の届く

高さまで片づけますが、探索行為が赤ちゃんの知的能力を育むのですから、極端に物をなくしたり戸棚や引き出しをまるで開かないようにしたりと、過剰に防御的になるのは感心できません。

　歯の生えはじめでいつでもかじるものが必要な赤ちゃんには専用の歯固め玩具がありますし、食事にもガシガシかじれるパンの耳や固めのビスケット、セロリのように繊維質な野菜のスティックなどを与えると喜んで食べたりします。また、赤ちゃん時代に与える玩具や絵本などはかじられることを前提に、安全性やかじり甲斐のあるなしで選ぶのがよいことを伝えます。

9 抱いていると、反り返ってばかりいます。

　体の反りが強くて抱きにくい印象の赤ちゃんがたまにいます。脳機能に何らかの異常があって不随意の筋緊張が出るためとか、分娩時に生じた骨格のゆがみやそのために起こる筋肉の凝りが原因だとか諸説あるようです。しかし、明らかな脳障害が見られる場合を除けば、特に原因がわからないまま様子を見ているうちに、運動機能の高まりにつれて何となく治まってくるのが一般的でしょう。

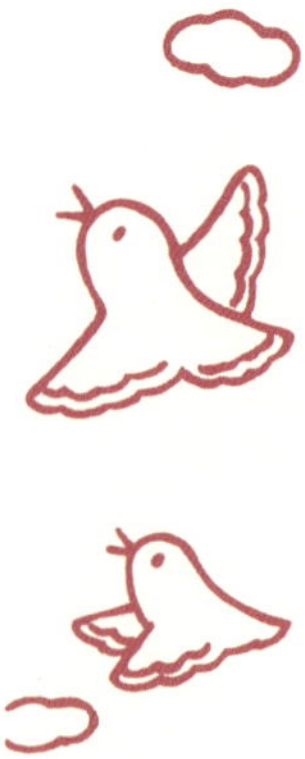

私自身が出会った反り返る赤ちゃんには、比較的よく泣く不機嫌タイプの赤ちゃんが多い印象があります。また体の小さな赤ちゃんには少ないように感じます。反り返って泣く様子が授乳回数の増加やミルクの追加を誘うためか、逆に元々たくさん飲んでいてお腹が張るために反るのか、標準よりひとまわり、ふたまわり大きく育っている子をよく見かけます。

それと、反り返るのではないけれども、よく飲んでよく眠るタイプの赤ちゃんで、いつも平らな布団に仰向けに寝かせているうちに両肩が後ろに落ちてしまい、抱き上げるとお人形のように上体が硬直して、抱きにくいと感じる子もいます。どちらの場合でも、抱き方や寝かせ方に気をつけていると徐々に上体に軟らかさが出てきて、それにつれて機嫌が良くなったり手足の動きが活発になったりしますので、赤ちゃんにとって姿勢は大切なことのようです。

赤ちゃんにとって自然でらくな姿勢は、頭からお尻までのラインが緩やかにカーブを描いて丸まり、手足が屈曲して体の前側にゆるくまとまった姿勢です。赤ちゃんの背中とお尻のみを支える抱き方では、赤ちゃん自身が頭の重みを支える必要があるために背筋が緊張し、体幹より下に四肢がぶら下がるようになるので、体全体が反りやすくなります。後頭部から肩までと腿を支えて体幹を緩やかに丸めて抱くと、肩が前に寄り、四肢が屈曲して良い姿勢が作りやすくなります。お出かけに使うものとしては、よくある背中部分に板が入った抱っこ帯よりも、スリングやバケットシートのベビーキャリーのほうがお勧めです。

寝かせる時は側臥位をとらせたり、授乳用のクッションに上体をもたせ掛けたり、下腿の下に小さいクッションを入れて膝をゆるませるなどして、良い姿勢を保ってあげましょう。

10 ウー、アーばかりで、なかなか言葉が出ません。

発語の時期は個人差が大きく、中には二歳になっても言葉らしい言葉が出ない子もいます。親が意識的に話しかけたり読み聞かせをしたりする習慣があると、そうでない場合より発語が早い傾向があると言われていますが、もちろんそればかりではないので、母親が気に病んでいる場合は育て方の問題ではないことを保証し、落ち着いて子育てできるよう支持します。大人の言葉によく反応して行動したり絵本などの指差しができたりする場合はまず問題はなく、時期を待てば自然に発語が現れます。しゃべらせようとするより、豊かな日本語をシャワーのように浴びせてやることが大切です。

指示する声の大小で反応が違ったり、後ろからの声かけに反応が乏しかったりする時は聞こえが悪い可能性があるので、耳鼻科の受診を勧めます。

指差しができない、こだわりが強い、奇声を発する、言葉での指示が効かないなどが複数ある場合は、自閉症などの障害の可能性を考慮して、行政または専門機関での発達相談につなげる必要があるかもしれません。

11 遊び食いをします。

一歳前後になると、いわゆる離乳食の段階を終えて大人と同じものを食べられるようになります。同じ頃、手先もある程度使えるようになるため、自分で食べものを口に運ぼうという意欲も出てきます。それでは、とスプーンや食べものを持たせてみても、たいていは皿の中をグチャグチャとかき回すだけで上手には食べられません。母親としては、時間ばかりかかって食べものは減らないうえに、周り中汚されて腹立たしいものです。またそうなると、母親に食べさせてもらうことを嫌うようになる子もいて、食事量が減るのを気に病む母親もいます。

まずは母親の訴えをよく聞いて日々の育児を労《ねぎら》い、大変さを受容します。食べものをこねて遊ぶような時期はほんの一時《いっとき》で、気がすめば自然にしなくなります。

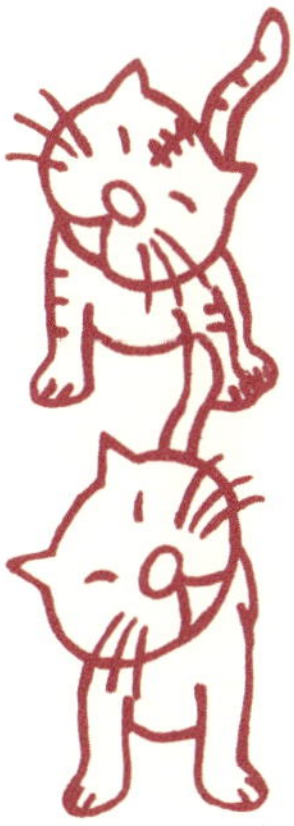

子どもは現金なもので、栄養失調になるような食べ方はしません。母親が食べてくれないと訴える場合でも、それはたいてい「食べさせたいものを食べない」だけで、菓子類やジュース・乳酸飲料などをたくさん摂っているケースが目立ちます。子どもは大人と違って空腹でなければ食べられませんから、間食の時間や量を調整する必要があります。

自分で使えないのにスプーンなどを持ちたがる場合は、無理に取り上げずに子どもに一本持たせ、母親は別にもう一本持って間合いを取って口に運んでやると食べます。またフォークでさしたり手でつまんで食べやすいように、食材を一口大にそろえて丸めたり、スティック状にしたりなど、形態の変化で食が進むこともあります。

子どもが上手に食べられるようになるまでは、テーブルの下まで飯粒などがパラパラと散り、掃除が大変なのが悩みの種です。新聞紙を敷いたりエプロンを着せたりと母親ごとに工夫をしているものなので、工夫して子育てする姿勢を支持します。

12 私に付き回って離れません。

生後六カ月頃になると特定の人物に強い愛着を見せて、それ以外の人物に忌避感を持つ、いわゆる人見知りが始まります。ほとんどは母親に執着して、母親の顔が見えないと泣き、ハイハイ・ひとり歩きなど自力で移動できるようになると、母親の後をついて回るようになります。子どもの個性や生育環境によって程度や落ち着く時期はまちまちですが、多くは一歳半～二歳くらいまで続き、特にはじめの数カ月間、母親はトイレのドアさえ閉められなくなるのが普通です。

認知的発達段階として不可避な現象ですが、母親の感じる拘束感・煩わしさは大変なものです。訴えにはユーモアを交えて、「愛されるってつらいですね」「モテモテで困りますね」などと肯定的に捉えた表現でつらさを受容すると、「まるで家庭内ストーカーで」と苦笑するなど母親自身にも余裕が生まれたりします。

人見知りを後の引っ込み思案や付き合い下手などの予兆のように感じ、自分の後ろに隠れる子どもをほかの子どもや他人の前に押し出すようにして馴染《なじ》ませようとする母親が多いのですが、かえって子どもの不安を煽《あお》ってまとわりつかれる結果となりがちです。家族の人数や他人の出入りが多い家庭の子どもに人見知り

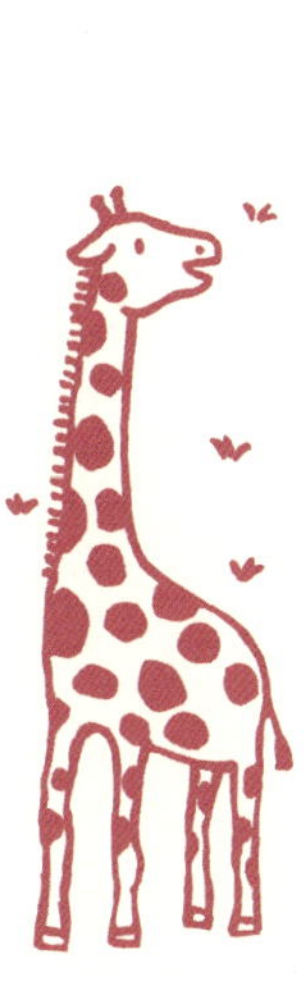

の程度が軽いのはよくあることですが、人見知りをするようになってから意図的に環境を変えても変わることはないように見受けられます。

人見知りはあって当たり前のことで、性格的な異常ではなく、時期が来れば落ち着くことを保証し、おおらかに見守ることができるよう支えましょう。

13 寝かせると同じ方向ばかり向いて、頭がいびつになってきました。

仰向けに寝かせた時にいつも顔を同じ方向を向ける、いわゆる向き癖は、程度の差はあれ、ほとんどの赤ちゃんに見られます。赤ちゃんの頭蓋骨は軟らかいので、寝具に向けていつも圧着される部位は、ほんの一～二週たつ頃にはひと目でそれとわかるほど平らになり、やがては頭全体の形がいびつに変形しがちです。かなり変形した場合でも、赤ちゃんが寝返りを打てるようになると直りはじめ、三歳頃には見た目にわかるほど変形が残ることはめったにありません。いずれは直るものとして放置してよいという考え方と、少数ではあっても変形が残ることがあり、体全体の発育・発達に悪影響が懸念されるとして早くから矯正すべきとの考え方とに分かれるところです。私は聞かれると両方の考え方と簡単な対処法を紹介して、両親の判断に任せます。

向き癖を直すためにと、赤ちゃんにドーナツ状の枕をさせている家庭が多く見られますが、よく普及しているわりにこれで直ったという話を聞かないので、効果はまず期待できないようです。赤ちゃんは首から上だけは自由に動かせるので、仰向けに寝かせて反対側を向かせても、一瞬で元に返ってしまいます。反対を向いてほしい場合は、お尻に当てものをして体幹全体を向かせたいほうに傾かせたうえで顔を向かせると、たいていの子はそのまま寝てくれます。しかし、反対に向かせると嫌がって眠ってくれない子もいて、そのような場合には矯正を諦め、いずれ直ると考えるほうが簡単でしょう。

14 卒乳したのに、頻繁におっぱいを触りにきます。

母乳を飲まなくなってからも乳房に執着して頻繁に触ったり、何かというと母親の服をまくり上げるようなしぐさをしたりする子がいます。特にここ数年来、断乳から卒乳という考え方にシフトして母乳をやめる時期が遅くなってきてから数も増え、相談される年齢も高くなってきています。

赤ちゃんにとって、母乳は単なる食べものではなく、安心の素でもあります。特に食事が普通に摂れるようになり、空腹を満たす目的がなくなって以降の幼児期の授乳は、退屈や不安感を紛らわすための、癒し行為そのものと言えます。おっぱいを飲んで当然の、いわゆる赤ちゃんではなくなったという自覚が出て、母親の肌に密着して恍惚《こうこつ》とおっぱいを吸うことを諦めたその後も、安心感や親密さの象徴としての乳房がそこにあれば、触りたくもなろうというものです。それが男の子であっても、それに性的な興味の存在を心配するのは下種《げす》の勘繰《かんぐ》りと言えるでしょう。

乳房を触る、抱っこをせがむ、一緒に寝たがるなど、子どもが母親に甘え、母親に応えてもらうことで愛情を測ったり安心したりする場合、何にどこまで応じるべきかは一概には言えません。私は「お母さんが嫌と思うことは、嫌と言ってよいと思いますよ」と答えています。例えば、もう一三歳、中学生になった私の娘は、リビングでくつろぐ私にぴったりくっついてくることがあります。それは真夏でもなければ好きにさせていますが、自宅の狭い風呂に一緒に入りたがるのは勘弁です。一緒に暮らせば愛情を確かめる場面は山とあるのですから、ひとつふたつ断ったとて、親子の関係にひびなど入るでしょうか？

15 お気に入りのタオルがなければ眠りません。

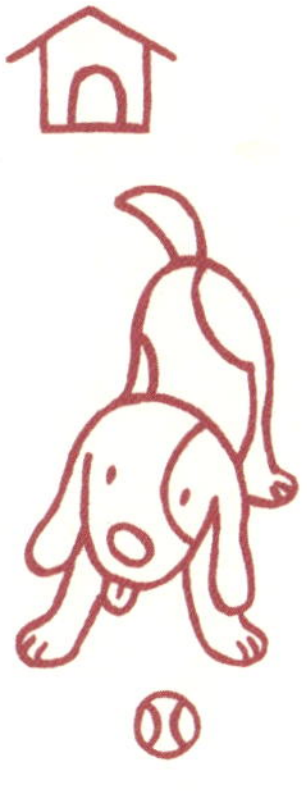

子どもというのは、どうしてすんなり眠れないのでしょうか？ 眠かったら眠ればよいだけなのにと、いつも思います。大半の赤ちゃんが生後数カ月から寝ぐずりを始め、抱いたりさすったり揺すったりと、親の手を借りなければ眠れないところから、何の苦もなく一人で寝つくまでには、ゆうに数年を要します。その間、親は何かと苦労するものですが、実は一番苦労しているのが当の子ども自身なのではないでしょうか。

指しゃぶりをする子ども、特定のタオル、掛けものやぬいぐるみなどを噛んだりしゃぶったり揉んだり、畳の目を引っかきながらなど、寝つき方は十人十色です。それらは子ども自身が自立するために工夫をした成果といえ、そうすることで安心して眠りにつけるのであれば、とめる必要はありませんし、いつかはそういった入眠儀式なしに寝つける日が来ます。

ただ、タオルなどは、いったんそうなってしまうと依存の対象となり、いつでも持ち歩いて洗うこともままならないなど、母親としては困った事態になることもあります。子どもとしては洗ってしまうと感触が変わるので困りますし、手元になくなるとパニックになる子もいます。見た目にも汚く、衛生的にも母親には我慢がならない状態だったり、可愛がりすぎて目や耳がちぎれたぬいぐるみを後生大事に抱えていたりするのも情けなくなります。

一番簡単な対策は身代わり作戦で、同じ色柄のタオルなどを複数用意して時々入れ替えるというやり方です。または取り上げずに「お風呂に入れよう」と子どもも自身に洗濯機に入れさせると、手放す子が多いようです。洗濯するたびに泣かれるとしても、それもまた慣れるものですし、嫌でもしなければならないことがあると知る機会になると割り切るようアドバイスしましょう。

16 お座りができるようになりましたが、よく頭を振っています。

赤ちゃんが四つん這いやお座りをしていて、頭を振ったり、床やテーブルなどにゴンゴンぶつけたりすることがあります。大人から見ると痛くないのか、気持ち悪くならないかと心配になりますし、ちょっと異様な感じがしてやめさせたくなります。ところが、どうも当の赤ちゃんにとっては体を使った遊び以上のものではなく、振動・リズム・揺れる景色などを楽しんでいるようなのです。歩けるようになれば、立ち上がって踊るように体を揺すっているところが見られますが、その前段階と言えます。

少し大きくなってジャンプなどができるようになると、特に男の子はよくやるのですが、階段やソファーの上などちょっとした段差のあるところに登っては飛び降り、登っては飛び降りを延々と続けたり、急に走り出しては止まり、また走りを繰り返したりします。その様子はまるでアスリートのトレーニングばりです。

子どもは段々できることが増え、そのことが嬉しくて、楽しくて、喜んでいるのです。機能を使ってこそ、もっとできることが増えます。それが育っていくということなのかもしれません。

17
かなりのかんしゃく持ちです。

生まれたばかりの赤ちゃんといえども、気質・性格というのはそれぞれに個性があります。ましてや、一歳二歳ともなると、いつでもポーッとしている大人しい子から、四六時中キーキー言うかんしゃく持ちまで、すでに大人なみ、いえいえ、他人と同調しようという理性が働かないぶん、大人以上に際《きわ》立《だ》ってくるもの

です。この頃の子どもは自我の発達によりいろいろなことをしたがりますが、非力なうえに手先はまだ器用でなく、したいことの半分もできません。その悔しさ・戸惑い・無念さを訴えるだけの言語能力もないため、泣けてきてしまうのです。行き場のない鬱憤《うっぷん》でパニックを起こした状態を大人がかんしゃくと呼ぶだけのことで、子どもに罪はありませんし、あって普通のことと言えます。

かんしゃくがひどいという訴えには、まず母親が苦労して育てていることを労《ねぎら》います。そのうえで、子どものかんしゃくにどのように対応しているか、どのような場面でよく経験するかなど、共感をもって傾聴します。じっくり話しているうちに、母親が子どもの自我をないがしろにしたためにかんしゃくにつながる場面が見え、母親自身が反省できることがあります。

例えば、着替えやおやつの袋を開けるなど、何かしようとして子どもがもたもたしていると、母親はさっと取り上げて用事をすませてしまいがちです。しかし、子どもは「自分で」靴をはいたり袋を開けたりしたいのです。靴のかかとを後ろからちょっと引っ張ってやると履けますし、袋の口をちょっととだけ裂いて渡すと開けることができます。その「ちょっと」以上の手伝いは子どものプライドを踏みつけにすることです。自分でできたという達成感が持てるよう、上手に手伝ってあげるのが、かんしゃくをなくすコツです。

また、かんしゃくを起こした子どもを大声で叱りつけると、かえってテンションをあげてしまいます。大人側はあくまで落ち着いて、「〇〇したいのに難しいねえ」「××しちゃったんだね、片づけようか」など、苛立《いらだ》たしい気持ちを代弁してやったり解決策を提案したりすると、子どもも落ち着きを取り戻すことができます。

街でよく見かける買いもの途中の「あれ買って攻撃」は、かんしゃくというより親の顔色を見て行う、子どもながらの戦略です。泣きわめけば買って貰えると知っての行為ですから、泣いたら頑として買わないのが鉄則です。「今度ね」などとごまかさず、「予定の買いもの以外はするつもりがない」「買い置きのおやつがなくなるまでは買わない」と、はっきり伝えるようアドバイスします。何度目かには泣かなくなるでしょう。

18 耳掃除をしていると、黄色い膿《うみ》のようなものが出てきました。

赤ちゃんの場合は耳の穴が小さいので、幼稚園くらいまでは家庭で耳の中の掃除はできないと考えたほうがよいでしょう。新生児の沐浴後に綿棒で耳や鼻の穴を清拭するよう指導する産科施設や育児書がありますが、単に水分を吸わせるのであればそのような必要もないと思いますし、耳垢や鼻水を取る目的で機械的に行うと、外耳や鼻腔を傷つける恐れがあり、害あって利なしと言えます。耳垢は外耳のほんの入り口で生じるもので、本来は産毛と分泌物で外からの埃の進入を食い止め、授乳や食事などの顎関節の動きで押し出されるべきものです。綿棒を差し込むことで、それをかえって鼓膜近くへ押し込んでしまう恐れがあります。

耳垢は、本来ならわざわざ取る必要のないものなのですが、現代日本人は、しっかり噛むことの少ない食生活から、耳垢が自然排泄されにくくなっており、昨今の子どもたちは特に軟らかい食事しか摂らない傾向にあるため、就学時健診などで耳垢が鼓膜をふさぐほど溜まっている子どもが見られたりするようです。そのため、最近では、家庭で頭をしっかり固定して耳かきができるようになる幼児期まで、定期的に耳鼻科で耳掃除をしてもらうことが推奨されるようになってきています。

耳垢と同じく、鼻糞も、決して綿棒を鼻腔に差し込んで取ることのないように念を押すべきです。この頃は赤ちゃん用と銘打って非常に細い綿棒が出回っていて、以前なら入れることのなかった鼻腔の奥まで綿棒でつつく親がたくさん見られます。鼻腔を傷つけて出てくる浸出液を鼻水と思って、さらに深く強く引っ掻いてと、悪循環になります。私は赤ちゃん用品について質問された時、細い綿棒は買わないよう言い添えています。鼻糞ができると、赤ちゃんでもちゃんとくしゃみをして外へ出すことができます。ティッシュで取れるようになったら摘み取ってやればいいのです。

19 鼻づまりがひどくて苦しそうです。

赤ちゃんの鼻はよく鳴ります。特に、授乳の最中から直後は鼻やのどの粘膜が水分を含んで膨らむので、息をするたびにビービーと鳴ることがありますが、ほとんどは生理的なことで心配ありません。

また、産院から退院したり、実家から自宅へ戻ったりした後しばらくの間、鼻水が少量出たり黄色い鼻糞が出たりするのは、場所によって常在細菌群の構成が違うため、新しい細菌を取り込む、環境への適応の過程と言えます。発熱や哺乳量の減少・活気の減退など、一般状態に異常がなければ、様子を見てよいでしょう。

鼻水がタラタラ流れるほど出る場合や、始終口を開いて呼吸したり、哺乳中に口を離して息継ぎをしたりなど、鼻呼吸できなくなっていると考えられる場合は、何らかの病気と見て医師に相談すべきです。

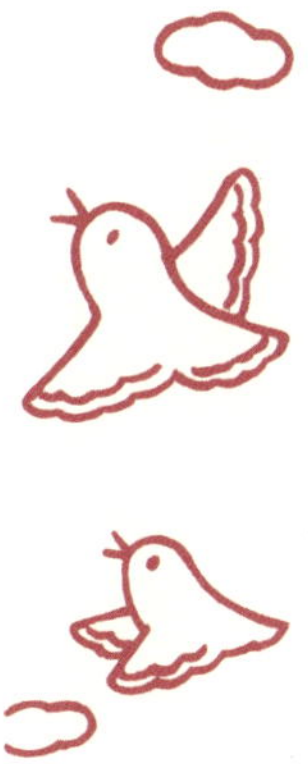

鼻水を拭き取る時には、温かい蒸しタオルなどで鼻を覆い、しばらく湯気を吸入させた後で、目頭から小鼻に向かってこするようにすると、痛みなく鼻水や鼻糞が取れ、鼻が通りやすくなります。現在、鼻水を取るためにスポイト状の鼻吸い器が市販されており、よく普及しています。鼻腔にぴったり当てて陰圧をかけすぎたり、間違えて陽圧をかけたりすると中耳炎や副鼻腔炎などを引き起こす恐れがありますから、使用上の注意をよく守るようアドバイスします。そのようなものがなかった時代には、親が子どもの鼻に直接口を当てて鼻水を吸い取っていました。実は私もよくやっていたのですが、子どもの鼻腔を傷つけずよく鼻水が取れるので、母親に抵抗感がなければお勧めです。

20 子どもがずっと声を出しています。たまに奇声も発します。

赤ちゃんが、誰に言うともなく、声を発したり何かしゃべったりするのは、たいていの子どもにごく普通に見られることです。興に乗ってくると、大きな声や高い声を出すこともあります。少し大きくなると、あらぬ中空を指差して何か言ったり、誰かにあやされたかのように笑いながら手を叩いたりして、大人からすれば何事かと思うようなこともあります。しかし、それをたいていの子どもがするのですから、異常なことではありません。「子どもには、大人には見えなくなってしまった何者かが見えていて、話し相手になってくれているのかもしれませんよ。お母さんも、想像を膨らませながら、そんな姿を楽しんでください」と伝えましょう。

赤ちゃんは生後2カ月頃から、喃語《なんご》と呼ばれる発声を始めます。黒川伊保子は、著書『怪獣の名はなぜガギグゲゴなのか』の中で、赤ちゃんにとって、ある種の発声をすることはそれ自体が気持ちのよいことである、と述べています。赤ちゃんはまず、自分自身の楽しみのために声を出し、それを大人がくみ取って反応・返答することが契機となって、声をコミュニケーションのツールとして操れるよう成長していきます。そして、その途上にある幼児期までは、発声そのものを楽しむという行為が見られるのでしょう。つまり、声を出すのも遊びの一つなのです。のどを使うのがとても好きな子どもは、長じれば、歌うことへ楽しみの幅を広げてゆくことでしょう。

ただし、およそ楽しんでいるとは思えないような表情をしていたり、始終金切り声を出したり、何か言っているうちにかんしゃくやパニックを起こしたりするようなことが数カ月以上長く続くなら、話は別です。精神疾患や自閉症などの障害をも視野に入れて、専門家に相談すべきかもしれません。また、いつも大声を出す子どもの中には、自分の声がよく聞こえない子がいる可能性もあります。聞こえが正常かどうか、注意してみる必要があります。

◆参考文献
（1）黒川伊保子「怪獣の名はなぜガギグゲゴなのか」東京、新潮社、二〇〇四年

【著者略歴】

北野 寿美代（きたの すみよ）

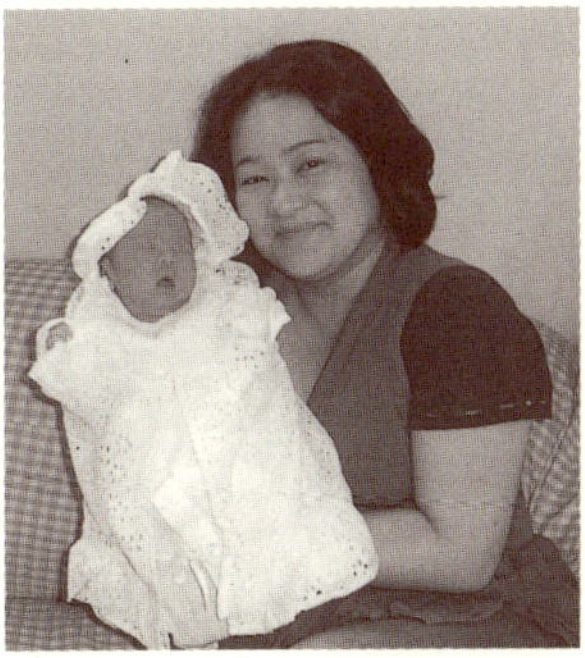

1985年　鹿児島大学医学部附属看護学校卒業
1987年　東京都立公衆衛生看護専門学校助産学科卒業
　　　　愛知医科大学病院、日本大学板橋病院、星ヶ丘マタニティ病院などに勤務
1999年　開業届を提出
　　　　愛知学院大学心理学科に社会人入学
2003年　大学卒業を機に助産院北野ミッドワイフリーを開業

著書に『おっぱいでらくらくすくすく育児－母乳の方が楽だった？』（2002年、メディカ出版）がある。
愛知県名古屋市在住。http://www.mama110.com

助産師《じょさんし》のためのらくちん育児支援《いくじしえん》ブック
ーお母《かあ》さんの気持《きも》ちをらくにするゆるゆるアドバイス

2009年3月10日発行　第1版第1刷

著　者　北野《きたの》 寿美代《すみよ》
発行者　長谷川 素美
発行所　株式会社メディカ出版
〒564-8580
大阪府吹田市広芝町18-24
電話 06-6385-6931（編集）
0120-27-6591（お客様センター）
http://www.medica.co.jp/
編集担当　木村有希子
装　幀　畑佐 実
イラスト　中武ひでみつ
印刷・製本　株式会社NPCコーポレーション

ISBN978-4-8404-2867-5　Printed and bound in Japan